はじめに

　前著「こんなにも面白い医学の世界 からだのトリビア教えます」の発行から約3年，月刊誌の「レジデントノート」で連載しているコラムがこのたびPart 2として2冊目の単行本となり，より多くの方の目に触れる機会をいただいたこと，たいへんうれしく思います．これも，前著をお読みいただいた方，羊土社の連載の編集担当 遠藤圭介さん，イラスト担当 鳥山拓朗さんをはじめ，多くのサポートをいただいたおかげです．あらためて御礼申し上げます．

　私は，日常の診療や生活のなかでふと疑問に思ったことを，できるだけScientificに医学的なエビデンスに基づいて解説したコラムを書いてみたいと思っていました．若い医師の先生方や一般の方にも興味を持っていただけるような話題をとりあげ，たとえ難解な話題であっても寝転びながらどこからでも読むことができるものを書き，かつできるだけ長くしないように努力してきました．目標が達成できているかはこの本を読んでくださった方の評価によるでしょう．

　私が学生や研修医のころは，まだ今のようにインターネットも一般的ではなく，文献は図書館へ行ってコピーをとってこないと閲覧できませんでした．今は簡単に多くの情報を得ることができますが，反面大切な情報をスルーしてしまうことが多くなっています．アメリカの救急医学の教科書では，「救急医療にとって重要な3つのS」として，Speed，Sympathy，Scienceがあげられています．日本の救急の現場では，Speedばかりが強調され，Sympathy（患者さんやご家族の気持ちを汲みとること），Science（科学的探求心）は少し後回しになっている印象があります．疑問をもってそれを探求する，医学はそうやって進歩してきました．私も業務に忙殺され忘れがちになるのですが，それでもできるだけAcademic Physicianであり続けたいと常々思っています．

　新型コロナウイルスが猛威をふるっている今，この本で身近だけど意外と知らない医学の世界に触れ，「へー」と思っていただければ幸いです．お読みくださった読者の皆様に深く感謝申し上げます．

2021年2月

岡山大学大学院医歯薬学総合研究科
救急救命・災害医学教室　教授
中尾篤典

目　次

ステーキハウス症候群

　大学の教授という立場では，あまり自分の失敗談は話さない方がいいのかもしれませんが，私は学生さんや研修医に自分の恥ずかしい経験を話すことは最も大切と考えています．ある日，私が当直に行っている市中の二次救急病院に，突然の胸痛を訴える50歳代の患者さんが運ばれてきました．食後に急に胸の痛みを訴え，苦しがっておられるとの触れ込みを循環器科に一報して救急車を収容しました．患者さんは発語もしっかりしておられ，呼吸，循環も異常はなく，バイタルサインも安定していました．しかし，冷や汗をかいて少し不穏もあったので，急いで心電図と胸部X線検査，血液検査を行いましたが，トロポニンや白血球の増加もありません．

　どうしたものかと胸のCTを撮ってみますと，食道内腔に大きな腫瘍のような影が写り，改めて病歴聴取をしたところ，夕食は大好物のステーキで，かなり急いで食べたとのことでした．水を飲んでもらっても改善せず，内視鏡で，えいやっと胃に押し込んだら，嘘のようにすっきりと症状が消えて歩いてお帰りになりました．

　これには，steakhouse syndromeという立派な名前がついていて，急いで食事をした後，食道に食べものがひっかかった状態のことをいいます．米国での俗称で，ステーキをほとんど噛まずに飲み込んで詰まってしまうことからこの名前がついており，胸骨の後ろに疼痛を訴えることがあるため，急性冠症候群と紛らわしいことがあります[1, 2]．

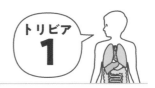

実は，胸痛を訴えて救急外来を受診する患者さんの半分近くは胸壁由来であるとする論文もあります[3]．救急医は最悪のことを念頭において診療にあたるべきですが，この方の場合は，食事中に急に苦しくなったことにもっと注目すべきでした．私は，鑑別診断をできる限りあげてそれを潰していくという診察方法は救急医向きではなく，病歴聴取や診察をしっかりして，先入観にとらわれるべきではないことをいつも教えていますが，最初から心疾患を疑っていたために余計な検査をしてしまいました．今回のお話は，テレビ番組のしくじり先生ほどではありませんが，少し反省しないといけないと思った経験でした．

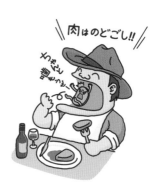

参考文献

1）Enomoto S, et al：Steakhouse syndrome causing large esophageal ulcer and stenosis. World J Gastrointest Endosc, 3：101-104, 2011
2）Stadler J, et al：The "steakhouse syndrome". Primary and definitive diagnosis and therapy. Surg Endosc, 3：195-198, 1989
3）Bösner S, et al：Chest pain in primary care: Is the localization of pain diagnostically helpful in the critical evaluation of patients?--a cross sectional study. BMC Fam Pract, 14：154, 2013

ポケモンGOはどうなったか？

　ポケモンGOは2016年7月にリリースされ，一時社会問題化しましたよね．これは，ポケモンのキャラクターを自ら歩いて集めてまわるゲームで，歩きスマホが問題になってきたのもこれがきっかけです．あれだけ騒がれたポケモンGOもいまやほとんど聞かれません．岡山大学病院にも「院内でポケモンGOは禁止です」という張り紙がなされていますが，そうでなくてもしている人はほとんどいません．

　ポケモンGOが医学に及ぼした影響はどうであったか，いくつか論文が発表されています．まず，最も心配なのは，ゲームに集中するあまり注意散漫になって起きる交通事故ですが，日本でポケモンGOが普及してから1カ月の間では，交通事故での死亡は増加しませんでした[1]．いくつか事故の症例報告はあるものの，概していえることは，ポケモンGOの出現で歩行者の事故が有意に増加したとの報告はないということです．

　一方，アメリカではスマートフォンをもつ18歳から35歳の人を対象に，ポケモンGOインストール前4週間からインストール後6週間までの1日歩数を調べています．インストール前に約5,000歩／日であった者は，インストール後に1,000歩／日増え，その後ゆるやかに減少していって6週間でもとの歩数に戻ったそうです[2]．似たような研究はいくつかあり，2016年に少なくともアウトドアで過ごす時間と蚊に刺される人が増えたことは間違いないようです[3, 4]．

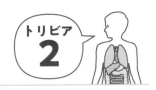

トリビア
2

岡山大学病院では，ポケモンGOによる事故の搬送は今（2018年2月）のところありませんが，どういうわけか，溝に落ちて怪我をする患者さんが大変多く搬送されてきます．われわれは，「溝外傷」と呼んでいますが，これはポケモンGOが原因ではなく，酩酊していたり，暗がりで単に足を踏み外したりするため，かなりの重症外傷であることも少なくありません．当科の若い先生がこの「溝外傷」について研究発表をしてくれましたが，これのおかげで市民への啓発が進み，公共工事が進んだという都市伝説もあります[5]．どんなことでも，分析して研究して発表するのは大切なことなのです．

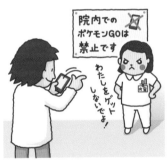

参考文献

1）Ono S, et al：Effect of Pokémon GO on incidence of fatal traffic injuries: a population-based quasi-experimental study using the national traffic collisions database in Japan. Inj Prev, 24：448-450, 2018
2）Howe KB, et al：Gotta catch'em all! Pokémon GO and physical activity among young adults: difference in differences study. BMJ, 355：i6270, 2016
3）Wong FY：Influence of Pokémon Go on physical activity levels of university players: a cross-sectional study. Int J Health Geogr, 16：8, 2017
4）Oidtman RJ, et al：Pokémon Go and exposure to mosquito-borne diseases: How not to catch 'em all. PLoS Curr, 15：8, 2016
5）Nosaka N, et al：Ditch-related falls: Need for preventive educational campaigns. Acute Med Surg, 3：212-213, 2016

10円ハゲができた！！

　私は前の職場から岡山大学に異動するとき，大きな精神的ストレスに曝露され，円形脱毛症，いわゆる"10円ハゲ"になったことがあります．そのときには喘息のように呼吸器系にもいろんな症状が出てきて，自らの免疫力が精神的ストレスにより異常をきたすことを身をもって証明したわけです．

　円形脱毛症になる理由は「精神的なストレスのため，カテコラミンが多く出て，そのために頭皮の血流が悪くなり，皮膚の恒常性のバランスが崩れるから」と考えられていました．その根拠に，円形脱毛症の患者さんの約75％にうつ病や不安神経症などの精神科疾患を合併することが知られています[1]．私も精神的なストレスが直接の原因と思っていましたが，最近の考え方はそうではないようです．

　本邦の円形脱毛症の発生頻度は人口の1〜2％であり，欧米でもその頻度は同様です．精神的なストレスが乳幼児にないとはいえませんが，乳幼児にも同様に発症し，日本でも米国でも一定の割合で起きているようなので，精神的ストレスとは直接には結びつかないことが推測されます．最近は，円形脱毛症になりやすい遺伝子も同定され，家族歴が深く関係することがわかりました[2]．

　円形脱毛症になった患者さんの毛包を採取して組織学的検査をしてみると，CD8陽性Tリンパ球の浸潤が認められました．現在では，リンパ球が毛根の部分にある何らかの自己抗原であるタンパクを標的にして攻撃し，いわゆる自己免疫反応を起こしてしまうことがその病態

であると考えられています．この考えをサポートするように，円形脱毛症の人はアトピー性皮膚炎，花粉症や喘息などほかのアレルギー性疾患を有意に多く合併することも証明されていますし，円形脱毛症に関する最近の論文は免疫関連のものがほとんどです．精神的ストレスは確かに免疫を狂わせるので，誘因にはなっているのでしょうが，直接的な原因ではないという考え方が一般的なようです[3]．

円形脱毛症とよく鑑別にあがるのが，トリコチロマニア（抜毛癖）と呼ばれる精神疾患で，これはたまに救急外来でもみられることがあります[4]．また，余談ですが，原因不明の脱毛と多発神経炎を合併する患者さんをみたら，タリウム中毒を疑えといわれています．「脱毛」は救急総合診療領域では，大切な症候であることは間違いありません．

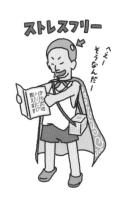

参考文献

1）Ruiz-Doblado S, et al：Alopecia areata：psychiatric comorbidity and adjustment to illness. Int J Dermatol, 42：434-437, 2003

2）Alkhalifah A, et al：Alopecia areata update: part I. Clinical picture, histopathology, and pathogenesis. J Am Acad Dermatol, 62：177-188, quiz 189-190, 2010

3）Dainichi T & Kabashima K：Alopecia areata: What's new in epidemiology, pathogenesis, diagnosis, and therapeutic options? J Dermatol Sci, 86：3-12, 2017

4）Iorizzo M & Oranje AP：Current and future treatments of alopecia areata and trichotillomania in children. Expert Opin Pharmacother, 17：1767-1773, 2016

自動醸造症候群

　救命救急センターには，不幸にも交通事故に遭ってしまった方も多く運ばれて来ますが，いまだに飲酒や酒気帯び運転が原因となっていることも少なくありません．飲酒検問のときには，アルコール検知器が使われますが，全くアルコールを飲んでいないのに呼気からアルコールが検出される病気があります．

　この疾患は，1972年に日本で発見されたと報告されていて，今は「自動醸造症候群（Auto-Brewery Syndrome）」と呼ばれています．極端な食事制限や抗菌薬の使用で腸内細菌のバランスがくずれることにより，腸管内に出芽酵母（イースト菌）が増加し，酵母が糖をアルコールに変換することが原因です．結果的に，食事をするだけで腸内でビールが醸造され酔っぱらってしまうのです[1]．

　アメリカのテキサス州に住む61歳の男性の例が報告されていて，彼はアルコールを飲んでいないのに，酩酊のような意識障害をきたして救急外来に運ばれました．妻も病院の医師も，彼のことをCloset Drinker（要するにたんすの中で酒を飲むという意味で，キッチンドリンカーと同じ意味）と思っていたようで，アメリカの飲酒運転の法的上限は0.08％であるにもかかわらず，彼の呼気からは0.33〜0.40のアルコールが検出されたのです．

　しかし，彼は日曜日の礼拝後にも酩酊するといったエピソードがあ

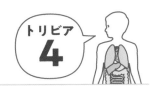

りました．そこで入院させて何も携帯品を持ち込ませず，病院の一室に24時間隔離して医師が血中アルコール濃度を調べたところ，食後に濃度は0.12％にまで達しました．食事には添加物にわずかにアルコールが含まれていただけでした．便を調べたところ*Saccharomyces cerevisiae*というイースト菌が検出され，炭水化物の発酵が腸の中で起きていることがわかったのです[2]．短腸症候群の小児でも同様の報告があります[3]．

　ちなみに，エルシニアなどが原因の感染症では，アンモニアがつくられることがあり，尿路感染などで意識障害が出た場合には，高アンモニア血症を考えておくことも必要です．

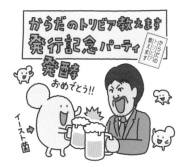

参考文献
1）Iwata K：A Review of the Literature on Drunken Syndromes Due to Yeasts in the Gastrointestinal Tract. University of Tokyo Press, 260-268, 1972
2）Cordell B & McCarthy J：A Case Study of Gut Fermentation Syndrome (Auto-Brewery) with Saccharomyces cerevisiae as the Causative Organism. International Journal of Clinical Medicine, 4：309-312, 2013
3）Logan BK & Jones AW：Endogenous ethanol production in a child with short gut syndrome. J Pediatr Gastroenterol Nutr, 36：419-420, 2003

春先に増える自殺について考える

　救急をやっていますと，自殺を図って搬送される患者さんが多くおられます．特に春先には多く，これは新年度がはじまって環境や学校の変化が原因の1つかと思われます．しかし「年度」という制度をとっていない欧米などの諸外国ではどうなのでしょうか？

　欧米ではご存知のとおり9月が新学期ですが，アメリカ合衆国のアラスカ州でも，自殺者数のピークは4～8月にあると報告されています[1]．では，季節が逆の南半球ではどうかというと，ブラジルのサンパウロで14年間の6,916人の自殺者を調べたところ，11月頃がピークになるようで，これは北半球の春先にあたります[2]．スイスでは1876～2000年までの125年間に，自殺者の季節による変化はどうであったかを調べています．これによると，1900年頃は5～7月の自殺者数は最も少ない12月頃の約1.6倍もあります．この傾向は現在も続いていますが，徐々にその差は小さくなっていき，2000年頃には最も少ない12月の1.1倍程度であったとされています[3]．100年前には自殺の方法も複雑で，今と単純に比較はできませんが，昔から春先に自殺が多かったのは興味深いことです．このように，自殺者が春先に多いのは世界的にもみられていて，日本特有の新年度による環境の変化だけでは説明がつきません．

　そのメカニズムについては，春先には日照時間が増えてくるので，メラトニンが減少し，これが自殺のスイッチを入れるという推測がなさ

れてきました．最近の研究で，アメリカの自殺した495例の軍人の2年以内に採取した血液を調べたところ，ビタミンDの低下と自殺率には相関があることが報告されています[4]．日光は自殺と関係があって，日光浴が自殺を予防する可能性があるのかもしれませんね．さらに，春先にわれわれを悩ますものといえば花粉ですが，花粉アレルギーと自殺にも相関があると報告されています[5]．

死んでしまいたいことは誰にもありますが，実際に自殺された方のなかには後悔している方もいるかもしれません．春先の自殺をめぐる研究をきっかけに予防策が進み，少しでも悲しい出来事が減ればいいのにと思っています．

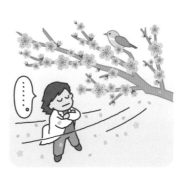

参考文献

1）Silveira ML, et al：Seasonality of suicide behavior in Northwest Alaska: 1990-2009. Public Health, 137：35-43, 2016

2）Bando DH, et al：Seasonal variation of suicide in the city of São Paulo, Brazil, 1996-2010. Crisis, 35：5-9, 2014

3）Vladeta Ajdacic-Gross, et al：Diversity and change in suicide seasonality over 125 years. J Epidemiol Community Health, 59：967-972, 2005

4）Umhau JC, et al：Low Vitamin D Status and Suicide: A Case-Control Study of Active Duty Military Service Members. Plos One, 201：e51543, 2013

5）Amritwar AU, et al：Mental Health in Allergic Rhinitis: Depression and Suicidal Behavior. Curr Treat Options Allergy, 4：71-97, 2017

天気が良いと調子が悪い

　読者の皆さんのなかには，天気によって気分や体調が悪くなってしまう人もいるかと思います．今回は天気と関係の深い気圧が身体へ与える影響についてお話ししたいと思います．

　人間，気圧の変化によって多少なりとも体調が変化することがあります．メニエール病の患者さんは，気圧が症状の出現に大きく関係し，気圧が上がると翌日にめまいなどの症状が出やすくなることが報告されています[1]．一方で，低気圧のときは偏頭痛が起きやすいという仮説が検証されていますが，気圧と偏頭痛の出現頻度に相関はなかったそうです[2]．

　しかし，われわれのいる救急医療の現場で最も気圧の影響を受ける患者さんは，開頭減圧術を受けた患者さんに違いありません．開頭減圧術は，くも膜下出血や外傷，広範囲の脳梗塞の後の脳浮腫などで脳圧が上がり脳ヘルニアが懸念される場合に，その治療や予防，救命のために行う手術です．これは，文字通り高くなった頭蓋内圧を逃がす手術で，頭の片側の頭蓋骨の一部を大きく外します．外した骨は凍結保存しておき，後に脳の腫れがひいてから再び元の場所に戻します．

　頭蓋骨がない状態では，皮膚の下はすぐに硬膜や脳であり，ふにゃふにゃしています．このように頭蓋骨をはずした患者さんは，骨欠損部の皮膚が沈んだようになり Sinking skin flap syndrome と呼ばれる

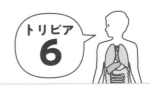

病態を起こすのです．これは，気圧が直接脳に影響するために起こり，圧がかかった脳局所では脳血流量と脳代謝が低下して，片麻痺や失語，激しい頭痛，精神変容，痙攣などを誘発します．これらは，骨を戻す頭蓋形成術を行うことで軽快することが多く，頭蓋骨の大切さを思い知るきっかけになります[3]．頭蓋骨が事故などで破損していても，セラミックやチタンなどの金属で人工の頭蓋骨がつくれるので，心配はいりません．

　ちなみに，登山をしていて頭痛がするのは，気圧が下がったためという説もありますが，低酸素によって代償的に脳血管が拡張することがその原因であるという説が有力です．

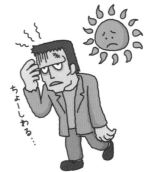

参考文献

1）Gürkov R, et al：Atmospheric Pressure and Onset of Episodes of Menière's Disease - A Repeated Measures Study. PLoS One, 11：e0152714, 2016
2）Bolay H & Rapoport A：Does low atmospheric pressure independently trigger migraine? Headache, 51：1426-1430, 2011
3）Yoshida K, et al：Dynamics of cerebral blood flow and metabolism in patients with cranioplasty as evaluated by 133Xe CT and 31P magnetic resonance spectroscopy. J Neurol Neurosurg Psychiatry, 61：166-171, 1996

カリフォルニアから来た娘

　The Daughter from California Syndrome という概念があります．
皆さんはこの疾患名を聞いて，どのような疾患を想像しますか？

　病院は全員が元気になる場所ではありません．岡山大学病院高度救
命救急センターにも，高齢や悪性腫瘍や慢性疾患の末期，心筋梗塞や
脳卒中で回復が見込まれない患者さんが来ることも少なくありません．
そういう場合には，患者さんのご家族，患者本人に予後不良である旨
を説明し，医療チームとくり返し話し合いをする過程で，人生の終末
期に過度な医療が行われることを避け，穏やかに最期のときを迎える
ことを提案することがあります．この過程を，終末期医療における ACP
（Advance Care Planning）といい，研修医の先生に必ず知っておいて
いただきたい言葉です．

　こうやって，何度も話し合いをして決めた方針があるにもかかわら
ず，遠方に住む娘（あるいは息子）が突然やって来て，医者に会わせ
ろ，説明しろ，と要求し，終末期の方針が覆り，せっかくこれまで築
いてきた計画が台無しになってしまうこと，これを The Daughter from
California Syndrome と呼ぶのです[1, 2]．これまでほとんど世話をして
こなかったことへの罪悪感かもしれませんし，実の子どもなら親にい
つまでも生きていてほしいという気持ちは理解できます．しかし，近
くに住む家族が時間をかけて主治医と決めた方針が，遠くに住む家族
の一言でがらっと変わり，生命維持装置が装着され，いわゆる延命治
療が延々と行われるのは残念な気がします．これは日常の臨床でもよ
くあることです．

　今後20年は高齢者の救急搬送は増加し続けるだろうと予想されていて，救急医療のありかたも変わっていかなければいけません．老人保健施設などから"延命治療を望まない"と意思表示をしている患者さんが心肺停止で運ばれて来ることもあるでしょう．日本臨床救急医学会は「人生の最終段階にある傷病者の意思に沿った救急現場での心肺蘇生等のあり方に関する提言」を出しています．これによると，救急隊が"心肺蘇生を中止してもよい"との具体的指示をかかりつけ医から直接確認できれば心肺蘇生等を中止することができる，とあります．もちろん，心肺蘇生等を希望していないのであれば救急要請をしないのが理想的なのですが，カリフォルニア娘が出てきた場合，それを無視できず，今後も大きくのしかかってくる問題です．

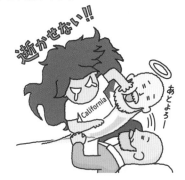

　ちなみに，カリフォルニアの医師たちはこの状態をどのように呼ぶかというと，The Daughter from Chicago Syndrome（シカゴから来た娘症候群）なのだそうです．

参考文献
1）Unger KM：The Daughter from California syndrome. J Palliat Med, 13：1405, 2010
2）Molloy DW, et al：Decision making in the incompetent elderly: "The Daughter from California syndrome". J Am Geriatr Soc, 39：396-399, 1991

O型の人は蚊に刺されやすいのか？

　以前，血液に関する原稿を出したときに，羊土社の編集部の方から「先生，ところでO型の人は蚊に刺されやすいって聞いたことがあるんですけど，本当なんでしょうか？」と質問してくれました．今回はそれを調べてみました．

　メスのハマダラカを20匹入れた箱に，いろんな血液型の被験者の腕を入れて10分間に何カ所刺されたかを検討した研究があります．ご丁寧にも蚊の体内から吸った血液をとり出し，その血液型も確認しており，O型の人は5.045カ所刺されるのに対し，非O型の人は3.503カ所しか刺されませんでした．ハマダラカはO型を好んで刺す傾向があるようです[1]．

　一方で，蚊が媒介するマラリアという病気がありますが，これについて面白い報告があります．インドのデリーでマラリア患者736人を調べると，その土地の血液型分布とは異なりA型の患者が多い傾向にある反面，O型の患者は少なかったようです[2]．蚊はO型の人を刺したがるのに，マラリア患者にO型が少ないのはなぜなのでしょう．

　ジンバブエで489人のマラリア患者を調べますと，昏睡など重症例はO型には少なく，O型でない患者は重症化する傾向が強いことがわかりました[3]．同様の報告は2012年にも出され[4]，O型はどうやらマラリアに抵抗性がありそうです．ABO血液型の分布は，地域，民族により一様ではないのですが，マラリアがはびこる赤道アフリカ，アマ

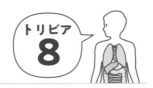

ゾン川流域，東南アジアなどは〇型の血液型の人が多く，マラリアに
よって非〇型の血液型は淘汰されたのではないか，という説も提唱され
ています．もちろん閉鎖的な社会のなかで同じ血液型が増えるのかも
しれませんが，全員〇型という地域もマラリア流行地帯にはあります．

　ただし，これらはすべて疫学的な研
究であり，一概に〇型は蚊に刺されや
すくマラリアに抵抗性がある，と結論
づけることはできなさそうです．マラ
リアへの抵抗性に関しては，ヘムを分
解する酵素やサラセミア（貧血をきた
す遺伝性疾患）との関連を示唆する報
告[5]もありますが，まだ未解明で今後の
研究が待たれます．

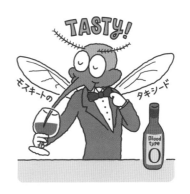

参考文献

1） Wood CS, et al：Selective feeding of Anopheles gambiae according to ABO blood group status. Nature, 239：165, 1972
2） Gupta M & Chowdhuri AN：Relationship between ABO blood groups and malaria. Bull World Health Organ, 58：913-915, 1980
3） Fischer PR & Boone P：Short report：severe malaria associated with blood group. Am J Trop Med Hyg, 58：122-123, 1998
4） Rout R, et al：Blood group phenotypes A and B are risk factors for cerebral malaria in Odisha, India. Trans R Soc Trop Med Hyg, 106：538-543, 2012
5） Kuesap J & Na-Bangchang K：The Effect of ABO Blood Groups, Hemoglobinopathy, and Heme Oxygenase-1 Polymorphisms on Malaria Susceptibility and Severity. Korean J Parasitol, 56：167-173, 2018

シルクロード病とは？

　ベーチェット病は（Behçet's disease）は，口腔粘膜のアフタ性潰瘍，外陰部潰瘍，皮膚症状，眼症状の４つを主症状とする慢性再発性の全身性炎症性疾患ですが，別名「シルクロード病」と呼ばれています．「c」にヒゲがついたような文字を含むBehçet病は1937年にトルコのイスタンブール大学皮膚科のHulusi Behçet教授にちなんで命名されています．なぜシルクロード病と呼ばれるかは，イスタンブールのある地中海沿岸から中近東，そして日本を含む東アジアという，かつての交易路であったシルクロード沿いに多発しているためです．学生のときに，HLA–B51とかA26とかいう遺伝子がベーチェット病の発症に関与していると教えられましたので，てっきり交易に関係する民族移動か何かに伴ってHLAが東へ東へと日本まで遺伝し，シルクロードに沿った地域でベーチェット病がみられるのかと思っていたのですが，どうもそれだけではないようです．

　もちろんシルクロード沿いの地域は欧米に比べてHLA–B51抗原陽性頻度が高く，また，ベーチェット病患者では健常者に比べて陽性頻度が高い，という報告は多数あり，発症に何らかの遺伝的要因がかかわっていることは明らかです．しかしながらHLAだけでは説明がつかないことも多く，例えばシルクロード沿いの地域と同等のHLA–B51抗原陽性頻度であるイタリア・ポルトガルやエスキモーにおいては，ほとんどベーチェット病の発症はありません[1]．同様に，日本人と同じ遺伝子背景をもっているはずの，日本からハワイに移住した日系ハワイ人においてもベーチェット病の発症は報告されていません[2]．さらに興味深いことには，フィンランド人が日本に移住した２年後にベーチェット病

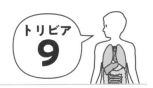

を発症した症例も報告されています[3]．こうしたことを考えると，遺伝的要因だけではなく，シルクロード地域の何らかの環境要因がベーチェット病の発症に関与していると言わざるをえないでしょう．抜歯や扁桃炎があると病態が悪化することから，口腔内の連鎖球菌との関連を示唆する報告もあり，いまのところ環境要因として，ウイルス感染，細菌感染や，農薬などの微量化学物質などの可能性が提唱されています．

　現在，ベーチェット病では，全ゲノム解析を通じた原因遺伝子の同定や生物学的製剤の開発が進められているようです．糖尿病や高血圧などの生活習慣病のほとんどが多因子疾患であるといわれていますが，こうした疾患も今後その遺伝的要因と環境要因がよりはっきりと解明されていけば，劇的に効果のある治療薬が発明される時代がくるのかもしれませんね．環境要因を同定することで，「運命は変えられる」かもしれないのです．

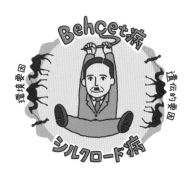

参考文献

1）Verity DH, et al：Behçet's disease, the Silk Road and HLA-B51: historical and geographical perspectives. Tissue Antigens, 54：213-220, 1999

2）Hirohata T, et al：Prevalence of Behçet's syndrome in Hawaii. With particular reference to the comparison of the Japanese in Hawaii and Japan. Hawaii Med J, 34：244-246, 1975

3）Kimura T, et al：Development of Behçet's disease in a Caucasian with human leukocyte antigen B51 after immigration to Japan. J Dermatol, 38：581-584, 2011

ぎんなんを食べ過ぎると？

　何でも食べ過ぎはよくないですが，秋の味覚であるぎんなんの食べ過ぎはしばしば問題になります．以前，ある病院で救急当番を手伝っていたとき，特に既往がない男性が急に痙攣を起こして搬送されてきました．痙攣は一過性ですぐに治まったそうですが，最近仕事を辞めお酒ばかり飲んでおり，栄養のバランスもよくなかったようです．血液やMRIなどの検査をしても大きな異常はなく，酒に酔っていたので入院してもらいましたが，後で聞くと「おつまみにぎんなんを炒って塩を付けて食べていた」とのことでした．

　秋になると，イチョウ並木の下にはぎんなんが落ちて悪臭が漂いますが，エメラルドグリーンのぎんなんは大変美味です．ぎんなん中毒は1708年に書かれた貝原益軒（江戸時代の儒学者）の書物にも書かれており古くから知られていましたが，中毒物質がわかったのは1980年代後半で，ぎんなんに多く含まれるアンチビタミンB_6である4'-O-methylpyridoxine（4'-MPN，メチルピリドキシン）が原因であるといわれています[1]．

　ビタミンB_6はグルタミン酸から抑制性神経伝達物質であるGABAができるときに補酵素として働きます．ところが，この患者さんはお酒ばかり飲んでビタミン不足であったうえに，4'-MPNがぎんなんによって過剰になり，ビタミンB_6の作用が阻害されたためGABAの合成ができなくなり，痙攣を起こしたものと思われます．あとから測定したビタミンの値は正常下限よりもかなり低く，ビタミン剤を点滴して治療が行われました．

4'-MPN を測定するのは難しく，この患者さんがぎんなん中毒である
と断定することはできないのですが，患者さんによると「枝豆と似て
いるしビールにすごくあうから好んで食べていたが，この日はお茶碗
に山盛りくらいのかなり多くの量を食べた」とのことでした．4'-MPN
は熱に対して安定なので，茶わん蒸しに入れても焼きぎんなんにして
も失活しません．

ちなみに，いくつ食べたら中毒になるか，という問題はまだわかっ
ていませんが，報告例のほとんどは小児です．死亡例には15粒から574
粒の報告があり，中毒量は小児で7〜
150粒，成人であれば40〜300粒程度
であるといわれています[2, 3]．ぎんなん
の塩炒り40粒くらいなら，お酒のつま
みとかで出てきたら普通に食べてしま
いそうですが，枝豆やピスタチオ感覚
では危ないようです．

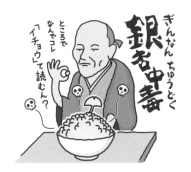

参考文献

1）Wada K, et al：An antivitamin B6, 4'-methoxypyridoxine, from the seed of Ginkgo biloba
　　L. Chem Pharm Bull (Tokyo), 33：3555-3557, 1985
2）Jang HS, et al：Ginkgotoxin Induced Seizure Caused by Vitamin B6 Deficiency. J
　　Epilepsy Res, 5：104-106, 2015
3）Miwa H, et al：Generalized convulsions after consuming a large amount of gingko nuts.
　　Epilepsia, 42：280-281, 2001

加熱式タバコって，毒性が少ないの？

　最近，加熱式タバコを吸う人をよく見かけます．実際に加熱式タバコで最大のシェアをもつIQOS（アイコス：加熱式タバコの一製品）の利用者は，2016年で喫煙者全体の0.6％でしたが，2017年では3.6％と急増しています[1]．2018年7月に健康増進法の一部を改正する法律が成立し，受動喫煙対策が強化されました．これにより，たくさんの人が集まる施設での喫煙が規制されました．加熱式タバコも規制されましたが，煙や臭いが少なく周囲に迷惑をかけない，体への影響が少ないことを理由に，タバコが禁止されているレストランでも加熱式タバコ専用の喫煙室（飲食等も可）をつくれば使用できるなど，通常のタバコに比べてやや規制が緩くなっています．それでは，本当に加熱式タバコの毒性は少ないのでしょうか．

　加熱式タバコはこれまでのタバコと同じように葉タバコを使います．燃焼させるのではなく，電気的に350℃程度に熱して，ニコチン等の化学物質を熱分解により生じさせます．しかしその量は，これまでのタバコと比べて少なく，ニコチンは84％であり，有害物質といわれているアルデヒド類も20〜70％でした[2]．受動喫煙の影響も調査されており，同じ量で比較すると，室内のニコチン濃度は加熱式タバコの方が低かったと報告されています[3]．

　これらの研究結果だけをみると，加熱式タバコの毒性は少ないように思われます．しかし，タバコに精通した研究者は，「有害物質の量が少なければ毒性が少ないという法則は，タバコにおいては成り立たない」といっています．かつて低ニコチン・低タールのタバコは体にやさしいといわれていましたが，結局，肺癌や肺気腫のリスクは低下しませんでした．その理由には，1本あたりのニコチンやタールの量を少

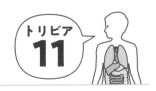

なくしても，タバコに依存している体は自然と喫煙本数を増やすからだといわれています．そして，この現象は加熱式タバコでも起こり得ます．それに加えて，煙や臭いが少ない加熱式タバコは空気を汚していないようにみえますが，実際はニコチンや化学物質が発生しています．よって，煙や臭いに気づいて受動喫煙を避けることが難しく，気づかないうちに曝露される可能性が指摘されています．

　結局のところ，加熱式タバコの毒性の高さや影響はまだわかっていません．それを科学的に証明するには，喫煙者（また，受動喫煙を受けた方）の健康被害の調査が必要となります．健康への影響は長い時間をかけて進んでいくので，その結果がわかるのは数十年後です．現時点で，毒性が「低そう」なので規制を緩めてもいいのか，「高いかもしれない」ので通常のタバコと同じように規制すべきか．私たちは，科学的な調査結果の前に選択しなければならないわけです．

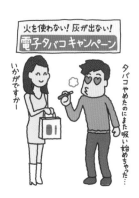

参考文献

1）Tabuchi T, et al：Heat-not-burn tobacco product use in Japan: its prevalence, predictors and perceived symptoms from exposure to secondhand heat-not-burn tobacco aerosol. Tob Control, 27：e25-e33, 2018

2）Auer R, et al：Heat-Not-Burn Tobacco Cigarettes: Smoke by Any Other Name. JAMA Intern Med, 177：1050-1052, 2017

3）厚生労働省：加熱式たばこにおける科学的知見
https://www.mhlw.go.jp/file/06-Seisakujouhou-10900000-Kenkoukyoku/0000201435.pdf

お餅は危ないのか?

　毎年お正月になると，餅をのどに詰まらせた高齢者の死亡例が報告されます．私も何人も餅を詰まらせて心肺停止になった患者さんを診たことがあります．ここでは，餅は意外と危ないものだというお話をしたいと思います．

　大阪大学を中心に行われた研究で，2005〜2012年の8年間に大阪府で起きた，餅による窒息が原因の院外心肺停止を検討したものがあります．この期間に46,911人の院外心肺停止症例が発生し，その約7％（3,294人）が窒息が原因であり，さらに3,294人のうち約10％の314人が餅をのどに詰まらせたことが原因でした．窒息の1割は餅が原因であるとは驚くべきことです[1]．餅による窒息の25％は正月三が日に起きており，冬に多いという季節性が明らかにあることがわかります．私は市民などにBLS講習会を行うときには，必ずハイムリッヒ法を含めた窒息の解除法を教えることにしているのですが，餅にどれほど有効かはわかりません．ただ，食べものによる窒息では7割が咽頭・喉頭にひっかかっているため，救急隊が到着して管子で除去することによって，社会復帰率が何もしない群では4.3％であったのに対して16.4％に上昇したと報告されています[2]．餅が原因の心肺停止では72％が心拍再開しますが，神経学的に予後良好で社会復帰する人は4％前後です．これは原因が餅でも餅以外でもあまり変わらず，窒息から10分を境に予後が決まるといわれています．バイスタンダーが救急隊到着前

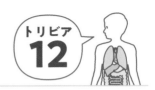

に適切な方法で異物を除去するのは望ましいことですが，その間は胸骨圧迫が中断されてしまう恐れがあるので，推奨はされません．やはり餅は小さく切って食べるなどの指導が必要なのでしょう．

なお，餅は腸閉塞の原因にもなります．餅はCTで内部構造が均一でやや高輝度の特徴的な画像なのですぐわかります．研修医の先生も，日本で臨床をやる限りはこの画像は知っておいてください．餅はでんぷんですから，命の危険がないようなら急いで手術しないで待機していれば通過することが多く，腸閉塞の原因が餅であることを疑ってかかることが必要です[3]．

ちなみに，アメリカにいたときに餅のことを何といったらいいのかわからず苦労した思い出がありますが，英語ではRice Cakeといいます．

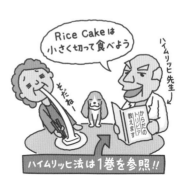

参考文献

1）Kiyohara K, et al：Epidemiology of Out-of-Hospital Cardiac Arrest Due to Suffocation Focusing on Suffocation Due to Japanese Rice Cake: A Population-Based Observational Study From the Utstein Osaka Project. J Epidemiol, 28：67-74, 2018

2）Sakai T, et al：Effectiveness of prehospital Magill forceps use for out-of-hospital cardiac arrest due to foreign body airway obstruction in Osaka City. Scand J Trauma Resusc Emerg Med, 22：53, 2014

3）Miura T, et al：Rice cake ileus--a rare and ethnic but important disease status in east-southern Asia. Intern Med, 50：2737-2739, 2011

みかん・野菜ジュースで黄色くなる？

　子どもの頃，「みかんを食べ過ぎると黄色くなるよ」と親から注意され，そんな馬鹿なことがあるかと思っていましたが，実際に掌が黄色くなって驚いた覚えがあります．これは柑皮症と呼ばれ，文字通り柑橘類やカボチャ，ニンジンなどに多く含まれるβカロチンの血中濃度が上がったためにみられるものです[1]．一般的には血中βカロチン濃度が0.5 mg/dLを超えると症状が出るといわれていて，βカロチンは代謝されてビタミンAになります．

　岡山大学病院の高度救命センターには小児科医かつ救急医の小児集中治療を専門とする先生が数人いますが，「黄疸があるから調べてくれ」と小児科開業医の先生から紹介された経験を全員がもっています．そのほとんどは，健康志向のあまり，親が野菜ジュースを大量に飲ませたことが原因です[2]．βカロチンは脂溶性なので脂質異常症で柑皮症が出やすいですし，肝障害や甲状腺機能低下ではβカロチンの代謝が遅くなるためこれまた柑皮症がみられやすくなります．最近は，ダイエット目的での海苔の大量摂取の例も報告されています．海苔もβカロチンを多く含みます[3]．

　柑皮症と高ビリルビン血症の区別は眼球の白目をみればわかります．白目をみて黄染があれば高ビリルビン血症だといえるのですが，これはビリルビンが眼球の強膜に多く含まれるエラスチンと親和性が高い

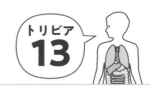

ためです．βカロチンは強膜には結合しません．

　ちなみに，白目があるのは霊長類ではヒトだけだそうです．これは実は詳細な研究がなされていて，類人猿までは狩猟や身の安全のために視線が相手にわかるとまずいので白目がなく，ヒトにまで進化すると視線でコミュニケーションをとる必要がでてきたから白目が出てきたのだ，と説明されています[4]．「目は口ほどにものを言う」とは昔からいいますが，白目に意味があることをはじめて知りました．

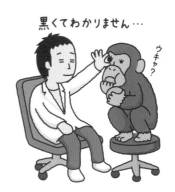

黒くてわかりません…

ウキャ？

参考文献
1 ）Congdon PJ, et al：Benign carotenaemia in children. Arch Dis Child, 56：292-294, 1981
2 ）東美智子，他：野菜ジュースの長期多量摂取による柑皮症の1例．西日皮膚，79：38-40，2017
3 ）高橋義雄，他：海苔大量摂取により発症したcarotenemia．皮膚臨床，42：1739-1740, 2000
4 ）小林洋美：霊長類における目の外部形態の適応的意味に関する研究（要旨），1997
　　https://www.wrc.kyoto-u.ac.jp/kohshima/Study/abstract/kobayashi.html

医師の学会参加と患者さんの予後

　専門医の取得や維持のため，また発表や聴講など自らの研鑽のために学会に出席することは医師として必要なことです．われわれ救命救急センターで働く医師や看護師たちの多くは，日本救急医学会，日本循環器学会，日本集中治療学会へ出席します．これらの学会期間中には，心肺停止にかかわる医療スタッフが学会に行って病院に少なくなるため，患者さんの予後が悪くなることが予想されますが，実際はどうなのでしょう．

　夜間や休日には病院の人手が少なくなるので，平日の日勤帯と比較して患者さんの予後が悪くなることは周知の事実です．フィラデルフィアで2008～2012年に発生した院外心停止について，朝8時～夜8時までの日勤帯と，夜8時～朝8時までの夜勤帯で比較すると，入院前での心拍再開率は両群に差がないにもかかわらず，30日後の生存率は有意に夜勤帯が悪いことが報告されています[1]．

　では，学会中はどうかというと，日本の研究グループが2005～2012年の8年間のウツタイン様式※のデータを集めて分析しているのでご紹介します．先にあげた3つの学会の間に20,143例の心肺停止が発生し，対照となる平時には38,860例の心肺停止が発生しています．この比較対照の平時をどう設定するかが問題なのですが，学会は3日間開催されるとして，前後の週の同じ曜日の3日間を比較対照にしています．これによると，目撃のある心肺停止患者の1カ月後の神経学的予後は，両群で差がないことがわかりました[2]．同じく，2002～2011年の10年間，学会中と平時の循環器疾患の予後について調査したアメリカの報告があります．学会中に心不全か心筋梗塞で入院した患者さんは，心臓カテーテル治療や補助循環の装着などの侵襲的な治療を受ける頻度が平

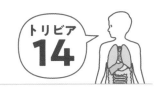

時より低くなる傾向にあるけれど，30日後の死亡率はかえって減少するという結果が出ています[3].

　この種の研究は実は割と多くなされていますが，あまり大きな差はないようで，留守番の体制が整っているのでしょう．いつ急病や事故が起きるかわからず，いつでも同じ高度な診療ができるように準備を整えるのがわれわれ救命救急センターの役目です．いずれにしても，医師の学会参加は，患者さんの予後には影響がないようで安心しました．

　私はむしろ，学会中ではなく，学会前後がどうであるかに興味があります．学会前は，その準備で忙しくて予後が悪くなるかもしれないし，反対に学会後は，新しい知見やほかの施設の発表を聞いてモチベーションが上がって予後が良くなるかもしれません．

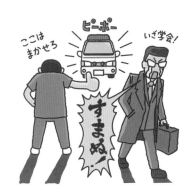

※ウツタイン様式
　　用語の定義や時刻など心肺機能停止の記録に不可欠な要素について統一されている，院外心肺停止症例を対象とした記録方法．

参考文献

1 ）Wallace SK, et al：Effect of time of day on prehospital care and outcomes after out-of-hospital cardiac arrest. Circulation, 127：1591-1596, 2013
2 ）Kitamura T, et al：Is Survival After Out-of-Hospital Cardiac Arrests Worse During Days of National Academic Meetings in Japan? A Population-Based Study. J Epidemiol, 26：155-162, 2016
3 ）Jena AB, et al：Mortality and treatment patterns among patients hospitalized with acute cardiovascular conditions during dates of national cardiology meetings. JAMA Intern Med, 175：237-244, 2015

ビートルズがCTをつくった？

　研修医の先生が働くような大きな病院では，CTは当たり前のように
あり，いつでも撮影できるところも多いと思います．実はこれは国際
的には異常なことで，先進国のなかでも日本のCTの数は世界一です．
経済協力開発機構の2014年のデータでは，人口100万人あたりの日本
のCT台数は107台，2位はオーストラリアで56台，3位の米国が41
台という結果でした．日本にあるCTの総台数は大体コンビニの数の5
分の1くらいにあたります．ちなみに，人口100万人あたりのMRI台
数も日本が1位で52台，2位はアメリカで38台とのことです．

　このように，日本はCT王国ですが，私が研修医の頃はCTはまだそ
れほど一般的ではなく，ヘリカルでもなかったため，撮影にかなり時
間がかかっていました．私の先輩方は，まだCTがない時代，脳腫瘍や
卒中の診断はすべて血管造影で行っていたそうです．

　このCTですが，私が生まれた1967年にゴッドフリー・ハウンズ
フィールド博士によって発明され，後に医学への多大な貢献に対して
1979年のノーベル生理学・医学賞を受賞しています．ハウンズフィー
ルド博士は，今はなき英国のレコード会社，EMI（Electric and Musical
Industries Ltd）の中央研究所の所属であったため，同じくEMIに所属
していたビートルズのレコードの売り上げによる巨額の利益がCTを生
んだ，といわれてきました[1]．ですが，実際には，EMIがCTの開発に
費やしたお金を調べてみますと約10万ポンド（今の日本円で約2,000

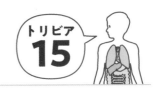

万円）であり，イギリス政府の保健社会保障省は60万ポンド以上費やしていたことがわかりました．したがって，ビートルズよりも，むしろ納税者に感謝すべきであるといわれています[2]．ですが，世界の音楽界に多大な影響を及ぼしたビートルズ，この神話は音楽ファンにとっても心温まるものであり，個人的にはそっとしておきたいLet it beの気持ちです．

　ちなみに，アメリカでは高度肥満の患者さんに胃のバイパス術をしていましたが，患者さんによってはCTの機械に入りきらないことがありました．そういうときにどうするかというと，動物園へ行って象やカバを撮影するための動物用のCTで撮影するのです．すごい国ですよね．

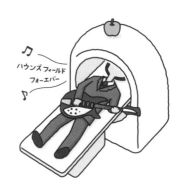

参考文献

1）Alexander RE & Gunderman RB：EMI and the first CT scanner. J Am Coll Radiol, 7：778-781, 2010
2）Maizlin ZV & Vos PM：Do we really need to thank the Beatles for the financing of the development of the computed tomography scanner? J Comput Assist Tomogr, 36：161-164, 2012

カブトガニの貢献

　岡山県西部の笠岡市には，「カブトガニ博物館」という施設があり，笠岡市のカブトガニ繁殖地は天然記念物に指定されています．カブトガニは，裏返してみるとまさに映画に出てくるエイリアンそのもので，あまり愛される存在ではないかもしれませんが，実は医学に多大な貢献をしてくれています．

　われわれの救急・集中治療の分野において感染症治療は最も重要な項目の1つで，ICUに入院する重症患者は感染症のなかでも特に真菌感染症を合併する確率が高いことがわかっています[1]．真菌培養で陽性と判定されてから抗真菌薬による初期治療を開始するまでに12時間以上かかると生命予後不良[2]との報告もあり，真菌感染症を早く診断して治療を開始することは重症患者の全身管理を行ううえで大変重要です．

　この真菌感染症を診断するための手段として，真菌の細胞壁成分であるβ–Dグルカンの血中濃度測定があります．このβ–Dグルカンの測定に使用するリムルス試薬はカブトガニの血液抽出物でつくられているのです．リムルス試薬中にはfactor Gという凝固系酵素が含まれており，β–Dグルカンはそれを活性化させる作用があります[3]．血清β–Dグルカン値は感度が高く，真菌感染症の除外診断に有用であることが示されています．

　気をつけないといけないのは，β–Dグルカンは偽陽性が多いことです．血液透析やヒト免疫グロブリンによる治療を行っている患者さん

の血液には，前述のfactor Gと反応する成分が含まれているため，真菌感染症がなくてもβ-Dグルカンは高値にみえてしまうことがあります[3]．そのためβ-Dグルカンのみを指標にすると真菌感染症がなくても抗真菌薬を使ってしまうことにつながりかねないので，注意が必要です．

このように，カブトガニのおかげで感染症診療は大きな進歩をとげました．ちなみに，カブトガニの血液の色は青く，大変毒々しい色をしています．私たちの血が赤いのは鉄を含むヘモグロビンがあるためですが，カブトガニは銅を含むヘモシアニンという色素をもつため青いのだそうです．

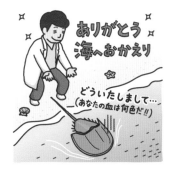

参考文献

1）Ostrosky-Zeichner L & Pappas PG：Invasive candidiasis in the intensive care unit. Crit Care Med, 34：857-863, 2006

2）Morrell M, et al：Delaying the empiric treatment of candida bloodstream infection until positive blood culture results are obtained: a potential risk factor for hospital mortality. Antimicrob Agents Chemother, 49：3640-3645, 2005

3）Takesue Y, et al：Combined assessment of beta-D-glucan and degree of candida colonization before starting empiric therapy for candidiasis in surgical patients. World J Surg, 28：625-630, 2004

救急医の第六感

　救急をやっていると，検査データは落ち着いているのに，なんとなく不穏な雰囲気を醸し出す患者さんに出会うことがあります．「この患者さん，なんかやばいんやない？」と感じたことのある人はいるかと思います．そういった第六感のことを「Gut Feeling」といいます．「腸で感じる」とは，非常にうまい表現だと思いますが，これは欧米の臨床では実際によく使われる言葉です．最近はエビデンスに基づくアセスメントが強調され，第六感などといっていると若い先生に馬鹿にされますが，そんなことはない，という研究をご紹介します．

　ベルギーの小児病院で，3,890名の小児患者さんを分析し，Gut Feelingがあった患者さんとなかった患者さんで，本当に後に重症感染症とわかった患者さんがどれくらいいたのかを調べています．この研究でのGut Feelingの定義は，直感的に「何かおかしい」と感じることで，それは身体所見や既往歴，各種検査所見に基づかず，理由がない判断のこととしています．初診で臨床的に軽症と診断した後に実際は重症感染症であった症例が6人いて，そのうちの2人はGut Feelingがあり，統計学的にも意味があることが報告されています[1]．

　また，ドイツで66人の重症患者さんを対象に調べたところ，ICUでよく使うAPACHE IIやSOFAなどのスコアとGut Feelingは，ほぼ同じレベルで死亡率と相関しており，看護師が感じるGut Feelingよりも医師のGut Feelingの方が精度が高かったそうです[2]．外科医の第六感も検証されていて，消化器外科医が術前にGut Feelingで予測した合

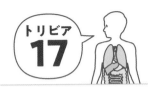

併症率や死亡率などの予後は，消化器外科でよく使われる POSSUM ス
コアと同等であったと報告されています[3]．

　このように，Gut Feeling は信用できる指標であるかもしれないこと
がいくつかの研究で示されており，第六感も馬鹿にできないことがわ
かりました．私が研修医のときに指導医が「この患者さんは癌がある
顔だから調べておけ」と言われて，内視鏡をしたら本当に癌があって
驚いたことがあります．

　ちなみに，善い人か悪い人かどうか
も第六感でわかることがありますが，
私はその能力が低いようで，いつも医
局の先生たちにしかられています．

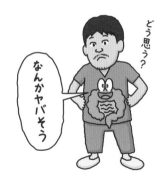

参考文献

1） Van den Bruel A, et al：Clinicians' gut feeling about serious infections in children:
　　 observational study. BMJ, 345：e6144, 2012
2） Radtke A, et al：Is 'gut feeling' by medical staff better than validated scores in
　　 estimation of mortality in a medical intensive care unit？ – The prospective FEELING-
　　 ON-ICU study. J Crit Care, 41：204-208, 2017
3） Hartley MN & Sagar PM：The surgeon's 'gut feeling' as a predictor of post-operative
　　 outcome. Ann R Coll Surg Engl, 76：277-278, 1994

白い粉のお話

　「白い粉」といっても，皆さんが想像するようなドラッグではなく，野球や陸上競技でグラウンドにラインを引くときに使う白い粉のことをお話ししたいと思います．

　2018年7月，岡山県は甚大な水害の被害に見舞われ，倉敷市では多くの家屋が浸水し，犠牲者も多数出ました．特に被害が大きかった倉敷市真備町では，水害の一週間後，被災者が自宅の片付けに入ったり多数のボランティアが来たりした時期に一致して，眼や皮膚の症状を訴える患者さんが急増し，最も多い日では80名が被災地の仮設診療所で処置をうけました．これは，自宅清掃や瓦礫撤去の際，行政やマスコミの広報活動も後押しして，消毒目的に大規模な消石灰散布が行われたことが原因でした[1]．私も被災地に入ったときに，庭や道端のいたるところに白い粉がまかれているのを目にし，倉敷市の指導で行われたものであると聞き不思議に思ったのです．

　消石灰は水酸化カルシウム〔$Ca(OH)_2$〕のことで，ご存知のように水溶液は強アルカリ性を示します．そのため目に入ると角膜や結膜が損傷しますし，皮膚にも炎症を起こします．水害の後に消毒として消石灰をまくのは，地面のpHを上げることによる抗菌作用を期待してのものといわれており，実際にサルモネラや腸球菌の増殖は抑えられたという報告があります[2]．古代のお墓では遺体が消石灰でおおわれていることがあるそうで，ブタの死体を消石灰と一緒に埋葬した実験によると，最初の6カ月，消石灰は腐敗を遅らせることがわかりました[3]．ペットの埋葬のときに防臭や衛生面から消石灰を一緒に入れることが勧められているのはこのためでしょう．しかし，水害の後の消石灰散

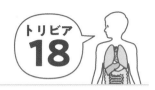

布の効果については懐疑的で，自治体によっては推奨の方法は異なりますが，最近は毒性を考慮して用いないことが多く，倉敷市にはすぐに散布をやめてもらったそうです．かつては，グラウンドにラインを引くときには消石灰が使われていました．雨の日に野球をするときはヘッドスライディング禁止と監督にいわれていたのは，今から思えば思慮深いといえます．現在は消石灰ではなく，炭酸カルシウム（$CaCO_3$）が主に使われています．

　救急外来には，皮膚に症状がある患者さんも多く来られます．あまり知られていないのですが，割と頻度が高いものにセメントによる熱傷があります．セメントには酸化カルシウム（CaO）が含まれており，長靴などに入って皮膚に触れるとひどい化学熱傷を起こすのです[4]．

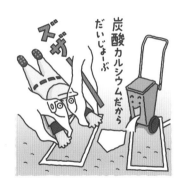

参考文献

1）Yamada T, et al：Increase in the incidence of dermatitis after flood disaster in Kurashiki area possibly due to calcium hydroxide. Acute Med Surg, 6：208-209, 2019

2）Nyberg KA, et al：Treatment with Ca(OH)2 for inactivation of Salmonella Typhimurium and Enterococcus faecalis in soil contaminated with infected horse manure. J Appl Microbiol, 110：1515-1523, 2011

3）Schotsmans EM, et al：Effects of hydrated lime and quicklime on the decay of buried human remains using pig cadavers as human body analogues. Forensic Sci Int, 10：50-59, 2012

4）Sherman SC & Larkin K：Cement burns. J Emerg Med, 29：97-99, 2005

芸能人に限らず，歯は命

　1990年代に「芸能人は歯が命」というキャッチコピーの歯磨き粉の
CMがありましたが，8月1日は「歯が命の日」だそうです．集中治療
室での歯磨きを含む口腔内ケアが，呼吸器合併症を減らし予後を改善
する，という事実にもはや反論する人はいないでしょう[1]．このほかに，
口腔内の衛生は糖尿病や動脈硬化にも深く関係しています．

　食事のあと約8時間で，食べカスの中で細菌が増殖してプラーク（歯
垢）になるといわれています．つまり歯垢は細菌の塊なのですが，この
歯垢が慢性的な炎症を起こし，サイトカインという炎症物質が誘導さ
れることで血糖を下げるホルモンであるインスリンの働きを阻害しま
す．そのため血糖が下がりにくくなり，インスリン抵抗性が上がって
しまい糖尿病になりやすくなります．一方で，2型糖尿病患者は非糖尿
病者と比較して，歯周病発症率が2.6倍高いことが報告されています[2]．
糖尿病の患者さんは浸透圧利尿のため脱水になり口腔内が乾燥するの
で，細菌が増殖しやすい環境をつくってしまいます．さらに，唾液に
含まれる糖分も増えるため，細菌は栄養が豊富な環境でより一層増殖
し，口腔内の炎症が進んで歯周病を発症しやすくなります．

　このように糖尿病と歯周病はお互いに悪さをしあい，負のサイクル
をつくり出して症状が悪化していくのです．その一方で，どちらかを
改善することでもう片方も改善されるという報告も多数あります．例
えば歯周病治療により3〜4カ月後のHbA1cが統計学的に有意に改善
するという結果が報告されています[3]．糖尿病の予防には運動，生活習

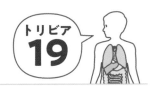

慣の是正などがありますが，まずは手軽に家でできる歯磨きを徹底することからはじめてみるのもいいかもしれません．

　糖尿病は昔から現代にいたるまで全世界共通の生活習慣病といえるでしょう．糖尿病の最古の記録としては古代エジプトのパピルス文書に糖尿病と思わしき記述があります．日本人で記録に残っている最初の糖尿病患者は藤原道長であり，織田信長や明治天皇も糖尿病であったといわれています．糖尿病の総患者数は現在も増え続け，重要な社会問題です．糖尿病と歯周病は一見何の関連性もないように見えますが，この２つには大きな関連性があり，病気を治療するうえで切っても切れない関係にあります．

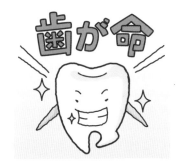

参考文献

1）de Lacerda Vidal CF, et al：Impact of oral hygiene involving toothbrushing versus chlorhexidine in the prevention of ventilator-associated pneumonia: a randomized study. BMC Infect Dis, 17：112, 2017

2）Nelson RG, et al：Periodontal disease and NIDDM in Pima Indians. Diabetes Care, 13：836-840, 1990

3）Engebretson S & Kocher T：Evidence that periodontal treatment improves diabetes outcomes：a systematic review and meta-analysis. J Clin Periodontol, 40 Suppl 14: S153-163, 2013

もう1つのライム病

　ライム病（Lyme病）は，マダニによって媒介されるボレリアという細菌による人獣共通の感染症です．アメリカのコネチカット州ライムで原因不明の関節炎が流行し，後に感染症であることがわかったため，この名がついています[1]．欧米では年間数万人が罹患しているといわれていますが，日本では年間数十例しか報告されておらず，比較的稀な疾患です．感染初期には，目玉のような紅斑と，インフルエンザのような筋肉痛，関節痛，頭痛，発熱，悪寒，倦怠感を呈し，3〜4週間後には症状が全身に広がって不整脈や関節炎，神経症状など多彩な症状が出てきます．

　私は過去に1例だけライム病の疑いがある患者さんを診たことがあります．この方は，海外渡航歴があり，不明熱と関節痛を訴えていましたが，明らかな感染源はわかりませんでした．しかし，数週間前に腕に丸い紅斑が出たとのことでしたので，ダニに刺されたかは明らかではありませんでしたが抗菌薬を投与したところ軽快しました．日本ではライム病の確定診断のための検査に手間がかかるため，思いつかないと診断することは困難で，診断されていないライム病患者がいることが予想されます．

　さて，このライム病ですが，もう1つライム病と呼ばれる疾患があります．こっちは果実のライム（Lime）のことで，発音は同じですがスペルが違います．ライムには，光に感受性のある（すなわち光によって活性化する）ソラレンという物質が含まれていて，紫外線のUVAが

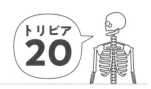

当たることで皮膚にある抗原提示細胞を刺激し，過剰な免疫反応を惹起するなどの強い毒性を示します．ライムが皮膚についたあとに日光を浴びてひどい皮膚炎になる患者さんがおり，こういった植物日光性皮膚炎をライム病と呼ぶのです[2, 3]．カクテルのマルガリータはテキーラをベースにライムジュースなどを混ぜてつくります．また，メキシコ産のコロナビールはライムをビンの中に押し込んで飲みます．このようなライムを使った飲み物が皮膚についた場合にも同様の植物日光性皮膚炎が起き，マルガリータ皮膚炎，メキシカンビール皮膚炎などと呼ばれたりします[4]．

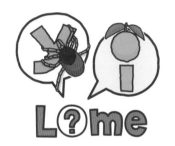

　病気の名前にはセンスのあるものが多いですが，これらも実に優れた疾患名だと思います．

参考文献

1）Steere AC, et al：The spirochetal etiology of Lyme disease. N Engl J Med, 308：733-740, 1983

2）Raam R, et al：Phytophotodermatitis：The Other "Lime" Disease. Ann Emerg Med, 67：554-556, 2016

3）Hankinson A, et al：Lime-induced phytophotodermatitis. J Community Hosp Intern Med Perspect, 4：doi: 10.3402/jchimp.v4.25090, 2014

4）Flugman SL：Mexican beer dermatitis: a unique variant of lime phytophotodermatitis attributable to contemporary beer-drinking practices. Arch Dermatol, 146：1194-1195, 2010

満月の夜は犬に噛まれやすいのか？

　岡山大学 救命救急・災害医学教室では，毎年5月にミャンマーへ救急のセミナーをしに行っています．ミャンマーには首都圏でも野良犬がたくさんいて，どれも目が鋭く痩せており，ちょっとやばい感じがするのですが，案の定，犬咬傷はミャンマーの救急外来で大変多く扱う外傷です．ところで，犬の祖先は狼ですが，満月になると男が凶暴な狼男に変身するように，犬は満月の日により凶暴になって犬咬傷が増えるのでしょうか？

　実は医学の世界では，古くから月の満ち欠け（月相）と疾病の関係について多く研究されています．地球には月と太陽，両方の引力が働きます．そして，太陽，月，地球が一列に並ぶ新月や満月のときには，最も地球が引力の影響を受けて，潮の満ち引きが大きくなります．太古の時代，まだ魚が陸へ上がる前には，最も潮が満ちる大潮のときが陸に上がって産卵し繁殖するチャンスであり，このときにあわせて性周期ができた，と信じられています．したがって，太古の昔に備わったこのリズムは，すべての生物の活動に関係すると考える人がいても不思議ではありません[1]．

　英国のブラッドフォードという地方都市の救急外来で1997年から3年間の動物咬傷1,621例（95％が犬）を検討した研究があります．この間に満月は37日あったのですが，咬傷の数は満月の数日前から増加しはじめ，満月の日には約2倍になるというデータを報告しています[2]．満月の日にはダニの活動が抑制されるらしく，それとの関係を推

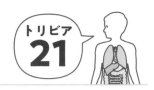

測していますが証明はされていません.

　一方で，オーストラリアからの報告では，1997年6月から1年間の犬咬傷1,671例を調べた結果，入院数は満月の日と関連はなく，むしろ少ない傾向にあったことから，満月と犬咬傷は関係ない，と結論付けています[3]．これらの研究の多くは満月と咬傷の関係に焦点がおかれ，新月との関係についてはあまり調べられていないことや，毎日，満ち潮・引き潮があるのに日内変動については不明なことも多く，今後の検討が待たれます.

　ちなみに，うちのスタッフの小児科出身の尾迫先生は,「分娩で忙しかったなあ」とふと夜空をみるとほぼ満月だそうです．実際に満月の日には出産が増える，という説もありますが，現象論から満月との関係を決めるのは少し難しい気がします.

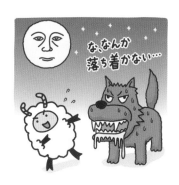

参考文献

1）Myers DE：Gravitational effects of the period of high tides and the new moon on lunacy. J Emerg Med, 13：529-532, 1995
2）Bhattacharjee C, et al：Do animals bite more during a full moon? Retrospective observational analysis. BMJ, 321：1559-1561, 2000
3）Chapman S & Morrell S：Barking mad? another lunatic hypothesis bites the dust. BMJ, 321：1561-1563, 2000

女性への心肺蘇生はセクハラになるの？

　数年前に「女性に心肺蘇生術をしたらセクハラで訴えられる」というSNSの投稿があり，救命救急の業界に衝撃が走ったことがありました．もちろんデマなのですが，たしかに自動体外式除細動器（AED）の電極パッドを貼るときには胸をはだけさせますし，病院の外で心肺蘇生（CPR）をやらなければならない場面では，相手が女性であれば躊躇する人がいるかもしれません．

　オランダで目撃ある院外心肺停止5,717例を調査したところ，CPRは男性の72.7％に行われたのに対し，女性では67.9％しか行われなかったそうです[1]．同様に，デンマークの院外心肺停止19,372例の調査では，女性がCPRを受ける割合は男性よりも10％も低かったと報告されています[2]．女性がCPRを受けにくい理由として，女性の方がより高齢で一人暮らしの割合が高く，同居する男性がいた場合でも男性は急変の認識が遅くて発見が遅れてしまう，という考察がなされています．院外心肺停止のCPRにおける性差についてはほかにもさまざまな報告がありますが，総じてみると成人では性別による予後の差はほとんどないと考えられます．

　では性に敏感な若年層ではどうでしょうか？　その疑問に答えた論文があります．日本で17歳以下の目撃ある院外心肺停止4,525例を調査した結果，12〜17歳では女性の方がCPRを受ける割合は低い傾向にありますが，男女ともバイスタンダーCPRは約半数に行われており，優位差はありませんでした[3]．ただ，これは胸骨圧迫を中心としたもので AEDを使ったものではありません．では，AEDはどうかというと，日本で2008〜2015年で6〜21歳までの小学校から専門学校の生徒で発

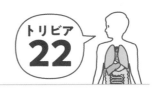

生した院外心肺停止232例の調査では，男子生徒は80.6％にAEDが装着されたのに対し，女子生徒では63.2％しか装着されませんでした[4]．通常の胸骨圧迫によるCPRであれば肌を露出させる必要はないのですが，AEDは電極パッドを貼る際に胸をはだけさせなければならず，これに躊躇することが原因ではないか，と推測されています．

　法律の専門家によると，一連の救命処置の連鎖から大きく逸脱する行為（例えば，お尻をずっと触っているなど）がなければセクハラなどの罪に問われることはありません．しかし，若い女性にAED装着を躊躇する人がいることが明らかになった今，われわれも心肺蘇生講習で"AEDは体の上に服をかけて体を隠すようにして使う"などの指導をしていく必要がありそうです．

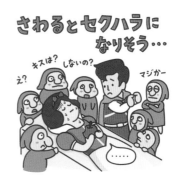

参考文献

1）Blom MT, et al：Women have lower chances than men to be resuscitated and survive out-of-hospital cardiac arrest. Eur Heart J, 40：3824-3834, 2019
2）Wissenberg M, et al：Survival after out-of-hospital cardiac arrest in relation to sex：a nationwide registry-based study. Resuscitation, 85：1212-1218, 2014
3）Okubo M, et al：Sex Differences in Receiving Layperson Cardiopulmonary Resuscitation in Pediatric Out-of-Hospital Cardiac Arrest：A Nationwide Cohort Study in Japan. J Am Heart Assoc, 8：e010324, 2019
4）Matsui S, et al：Sex Disparities in Receipt of Bystander Interventions for Students Who Experienced Cardiac Arrest in Japan. JAMA Netw Open, 2：e195111, 2019

○型の人は出血死しやすい？

　私の血液型はＡ型なのですが，それを聞いた人はみんな驚きます．私の性格は典型的なＡ型ではないからだそうです．血液型を決定する抗原は血球だけではなく，臓器や毛髪にも分布しているため，もはや「血液型」という言葉そのものが適当ではないのかもしれません．そう考えてみると，血液型で性格がある程度決まる，という仮説は正しいような気もしますが，今のところ血液型の性格診断は根拠に乏しいとされています．一方，血液型と疾患の研究は30年以上も前から行われており，血液型と関連する疾患について少しずつわかってきました[1]．なかでも，ABO型血液型で，○型の人は出血をしやすい，という話は有名です．

　いくつか論文を紹介しますと，○型の人は深部静脈血栓の発生率が有意に低いことがわかっています[2]．また，胃炎や胃潰瘍で出血した患者さんの背景を調べてみると，○型の患者さんはほかの血液型に比べて有意に出血のリスクが高いことが報告されています[3]．この原因については比較的明快な説明がなされていて，○型の人は健常者であっても，フォン・ヴィレブランド因子（von Willebrand factor：vWF）のレベルがほかの血液型に比べて25〜30％しかないことが指摘されています．vWFは血管内皮細胞および巨核球で産生され，血漿，血管内皮下組織および血小板に存在し，血管が損傷したときに動員され血小板の粘着や凝集に関与する，いわゆる「一次止血」の役目を果たします．また，vWFは凝固第Ⅷ因子のキャリアとしての働きもしますから，○型の人はほかの血液型に比べて第Ⅷ因子活性も低下しています．

　では，なぜ○型ではvWFが少ないのかというと，これはよくわかっ

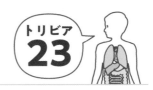

ていません．いくつか仮説があり，○型の人ではvWFのクリアランスが速く，それは○型の人の血中に多いvWF分解酵素（別名：「ADAMTS13」）によって分解を受けやすいため，という説があるようです[4]．

　最近，重症外傷の患者さん901人の分析から，○型の患者さんの死亡率が28％，そのほかの血液型は11％であることがわかりました[5]．外傷の死因はほぼ出血ですから，やはり○型の人は出血死しやすいことが推測されます．

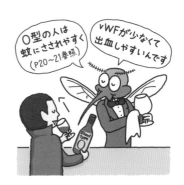

※「○型の人は蚊に刺されやすいのか？」（pp20〜21）もぜひご覧ください．

参考文献

1）Anstee DJ：The relationship between blood groups and disease. Blood, 115：4635-4643, 2010

2）Dentali F, et al：Non-O blood type is the commonest genetic risk factor for VTE: results from a meta-analysis of the literature. Semin Thromb Hemost, 38：535-548, 2012

3）Bayan K, et al：Clarifying the relationship between ABO/Rhesus blood group antigens and upper gastrointestinal bleeding. Dig Dis Sci, 54：1029-1034, 2009

4）Franchini M, et al：Relationship between ABO blood group and von Willebrand factor levels: from biology to clinical implications. Thromb J, 5：14, 2007

5）Takayama W, et al：The impact of blood type O on mortality of severe trauma patients: a retrospective observational study. Crit Care, 22：100, 2018

エベレストで血ガスとってみました

　マラソンのトレーニングには標高1,500〜2,000 mほどの場所で行う「高地トレーニング」という方法があります．ではもっと標高が高くなるとどうなるのでしょうか．標高8,400 mだと大気圧は272 mmHg，PIO_2は47 mmHgまで低下します．このような環境で人間の身体はどこまで順応できるのでしょう．

　ロンドン大学のGrocottらは，およそ70日間かけてエベレスト山頂に向かい，標高5,300 m，6,400 m，7,100 m，8,400 mの各地点で被験者から動脈血を採取し血液ガス分析を行ったところ，非常に興味深い結果が得られました[1]．なんと標高8,400 mでは，4名の被験者の平均PaO_2は24.6 mmHg，平均$PaCO_2$は13.3 mmHgと大変低い値だったのです．もちろん被験者たちは意識清明であり，自ら下山できています．彼らが無事だった理由は人間の順応力にあります．もし順応していない人間が突然同様の環境におかれたら，数分以内に意識を失ってしまいます[2]．

　PIO_2が低くSaO_2が低下する環境でCaO_2をできるだけ維持するには，酸素を運搬するHbを増やす必要があります．実際に被験者の平均Hb値は19.3 g/dLまで上昇していて，標高7,100 m地点までは海抜0 m付近と同等のCaO_2を維持できていました．さらにSaO_2低下に抵抗する機序も働きます．登山中に採取した彼らの動脈血には強い呼吸性アルカローシスが存在しており，平均pHは7.53でした．これによりヘモグロビンの酸素解離曲線を左方移動させ，同じPaO_2でもSaO_2を

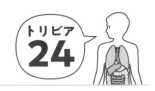

高く保てるようにしていました．また，これとは別にPaO_2も維持される機序も働いていました．これら複数の代償機構によって，人間の体は何とか低圧低酸素環境に順応しようとします．

しかし登頂に70日間という時間をかけても，標高8,400 m地点では7,100 m地点まで維持できていたCaO_2が急激に低下していました．この原因は無症候性高所性肺水腫などのいわゆる「高山病」が起きたこと，さらには人間の肺胞ガス交換における機能的限界などが考察されています．つまり人間が自然呼吸で生きていける限界が，標高8,400〜7,100 mの間あたりなのではないかと考えられます．高い山の登山は想像以上に危険で身体に負担がかかることがおわかりいただけましたか？

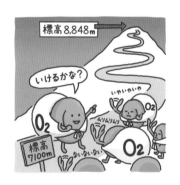

※PIO_2（吸入気酸素分圧），PaO_2（動脈血酸素分圧），$PaCO_2$（動脈血二酸化炭素分圧），CaO_2（動脈血酸素含量），Hb（ヘモグロビン），SaO_2（動脈血酸素飽和度）

参考文献

1）Grocott MP, et al：Arterial blood gases and oxygen content in climbers on Mount Everest. N Engl J Med, 360：140-149, 2009
2）Ernsting J, et al：Hypoxia and hyperventilation.「Aviation medicine 2nd ed」(Ernsting J & King PF eds), 46-59, Butterworths, 1988

低血糖の思いがけない原因

　低血糖は実にさまざまな症状を呈するので，われわれ救急医はとにかく少しでも意識がおかしい患者さんには，必ず血糖測定をすることが鉄則になっています．今回は皆さんがよくご存知の意外なものが，実は低血糖の原因になっていたことをご紹介します．

　2012年頃，急性咽頭炎や中耳炎と診断された乳幼児が，その後「原因不明の低血糖」を起こすことが頻発しました．原因を調べてみると，低血糖は第3世代セフェムやカルバペネム系の抗菌薬を投与したときに起きており，注意喚起がなされました[1]．

　これらの抗菌薬には，腸管からの吸収を促進する目的でピボキシル基が結合されていて，吸収の際に加水分解されてピバリン酸となります．ピバリン酸は体内でカルニチンと結合し，最終的には尿に排出され，これによって体内のカルニチンが欠乏した状態になります．このカルニチンは，脂肪酸を代謝しエネルギーに変える際に必要不可欠な体内物質なので，欠乏状態になると低血糖を引き起こすといわれています．

　6カ月間，抗菌薬を投与され，その間に何度も低血糖に伴うけいれんや意識障害をくり返していた18カ月の赤ちゃんにカルニチンを投与したところ，これらの症状は消失したと報告されています[2]．また，短期間の抗菌薬投与であっても，低血糖のリスクを有意に上昇させることが

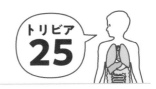

わかっていて，抗菌薬投与の翌日に低血糖を起こした例もあります[3]．

　カルニチンの大部分は食事などから摂取する必要があります．特に赤身の肉類や乳製品はカルニチンが豊富なのですが，肉類をあまり食べない乳幼児ではもともとの血中カルニチンが低いので，カルニチン欠乏症を起こしやすくなります．

　抗菌薬の副作用は意外と多く，低血糖だけでも複数の機序での報告があり，ここで示したのはほんの氷山の一角でしかありません．よかれと思って処方した抗菌薬で副作用・後遺症を招いてしまうのは本意ではないですし，抗菌薬の適応はよく考えなければいけませんね．ちなみに"しじみパワー"でおなじみのオルニチンは全くの別物です．

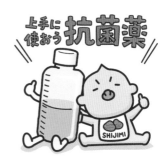

参考文献

1）伊藤 進，他：ピボキシル基含有抗菌薬投与による二次性カルニチン欠乏症への注意喚起．日本小児科学会雑誌，116：804-806，2012

2）Makino Y, et al：Carnitine-associated encephalopathy caused by long-term treatment with an antibiotic containing pivalic acid. Pediatrics, 120：e739-e741, 2007

3）Kobayashi H, et al：Clinical Features of Carnitine Deficiency Secondary to Pivalate-Conjugated Antibiotic Therapy. J Pediatr, 173：183-187, 2016

禁断の果実
リンゴ１日１個で医者いらず？

　リンゴはアダムとイブが食べた禁断の果実であるという説があります．スティーブ・ジョブズ氏は，自分が創立した会社を「アップル」と命名しました．また，最近では「リンゴダイエット」なるものも出てきました．このように一般にリンゴにはよいイメージがあります．1866年頃からイギリスのウェールズ地方で"An apple a day keeps the doctor away"（１日１個のリンゴで医者いらず）という諺がいわれはじめ，これ以来リンゴは民衆の健康習慣の象徴のように思われてきました[1]．

　リンゴは，豊富な食物繊維やビタミン，ミネラル，フラボノイドの一種であるクェルセチンを含んでいて，ダイエットや心血管系疾患，がんに対する効果まで報告されています．しかし，これらの研究ではかなり偏ったリンゴの食べ方をしていて，日常生活に応用できるようなものではありません．

　もう少し現実的に，健康な人も含めた一般人がリンゴを１日１個以上食べると本当に医者いらずになるのか，を調べた研究があります[2]．全米健康栄養調査で18歳以上の8,399人を対象に，摂取した食べものを思い出して記述してもらい，過去１年間の保健医療サービス（入院，メンタルヘルスの専門家の受診）の利用，過去１カ月間の処方薬の使用を調べています．リンゴを毎日１個以上食べていた人は753人（9％）であり，非常食者の7,646人（91％）と統計学的に人種や性別，年収などで調整し比較すると，両者の健康状態に差はみられませんでした．し

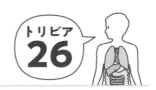

かし，2010年に米国の成人が支払った処方薬代に基づいて推算すると，1年間の処方薬の購入金額は，リンゴ常食者が1人あたり1,698ドルであったのに対して，非常食者は1,925ドルであり，もし米国の成人2億3,460万人全員がリンゴ常食者なら，処方薬に対して支払う金額は年間472億ドル少なくなるそうです．一方で，リンゴ非常食者が常食者になった場合に必要なリンゴ代は総額約280億ドルかかるので，米国の成人全員がリンゴを常食すれば年間192億ドルの薬代が節約できる，という少し強引な結論が導かれています．

「1日1個のリンゴで医者いらず」は事実ではなかったのですが，この研究結果は将来的な国民の健康問題を解決し，医療費を削減するための重要なヒントであるかもしれません．米国の元国務長官で大統領の有力候補にもなったヒラリー・クリントン氏が，この結果に大変興味をもっていたというのは，有名な話です．

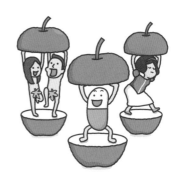

参考文献

1）Phelps CE：An apple a day. A futuristic parable. N Engl J Med, 330：797-799, 1994
2）Davis MA, et al：Association between apple consumption and physician visits: appealing the conventional wisdom that an apple a day keeps the doctor away. JAMA Intern Med, 175：777-783, 2015

鼻をかんだら目が飛び出た

　以前，夜勤をしていた夜中に「鼻をかんだら片目が飛び出た」という患者さんの収容依頼がありました．バイタルサインはすべて安定，視力低下はなし，痛みなし，充血は軽度でした．研修医の先生は必死で鑑別診断をあげて，甲状腺機能亢進症やアレルギー，腫瘍の検査までしようとしていましたが，夜中に急に起きるものではなさそうです．

　これは典型的な眼窩気腫で，眼窩と鼻腔・副鼻腔に交通が生じることで，空気が眼窩に侵入するために起こります[1]．要するに吹き抜け骨折です．実は，鼻をかむと鼻腔内には相当な圧がかかることが知られています．Gwaltneyらは，咳，くしゃみ，鼻かみのそれぞれの鼻腔内圧を測定しました．それによると鼻をかむときの鼻腔内圧は，咳やくしゃみのときの圧の約10倍になり，鼻腔内圧が190 mmHgを超えると眼窩に空気が漏れる可能性が高まるそうです[2]．同様の現象は，ヨガの呼吸法や重量挙げをするときでも起きることがあります[3]．

　このように「鼻をかむ」という行為は意外と危険を伴います．なので，顔面外傷で副鼻腔に骨折がある患者さんには，鼻かみ禁止という指示を出しておかないといけません．眼窩をつくる骨はそんなに軟なものではないのですが，慢性鼻炎などがあると炎症で弱くなる場合があるので注意が必要です．

　また，鼻をかむと鼻腔内圧だけでなく髄液圧と鼓室圧も極端に上が

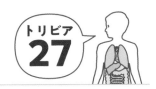

ります．その結果，内耳の外リンパが中耳へ漏出することがあり，こ
れは外リンパ瘻と呼ばれています．内耳のリンパは，聴覚・平衡機能
を司るために重要な働きをしていますので，めまいの患者さんを診た
ときには，めまいが起きる前に鼻をかんだかどうかの問診をすること
が大切です．知り合いの耳鼻咽喉科の先生は，鼻をかむのが下手な人
が多いことに嘆いておられました．

　これらはほぼ保存的治療からスター
トしますので，夜間休日に診た場合に
は特殊な場合を除いて眼科や耳鼻科の
先生をたたき起こす必要はありません．
ただし，必ず専門診療科の受診を指示
しておきましょう

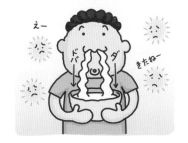

キケンだから鼻はかまない

参考文献

1）Ariyoshi Y, et al：Orbital Emphysema as a Consequence of Forceful Nose-Blowing：
Report of a Case. Case Rep Emerg Med, 2019：4383086, 2019
2）Gwaltney JM Jr, et al：Nose blowing propels nasal fluid into the paranasal sinuses. Clin
Infect Dis, 30：387-391, 2000
3）Ozdemir O：Orbital Emphysema Occurring During Weight Lifting. Semin Ophthalmol,
30：426-428, 2015

高層マンションに住むということ

　高層マンションの最上階に住む夢をもっている人は，視野が広く，さまざまな面で成功を収めることが多いと占いの本に書いてありました．確かに高層マンションの最上階で暮らしている人は，お金持ちで優雅にみえます．

　高層階に住むことがよいのか悪いのかは，世界中で多くの研究がなされています．低層階では騒音や排気ガスが多く，高層階では日常的に階段を使って適度な運動をするため高いフロアに住む人の方が健康であるという説があります．一方で，高層階の人は自然とのふれあいが乏しく不健康である，落下したら致命的である，などという否定的な報告もあります[1, 2]．国や地域によって高層マンションの質や人々の生活は異なりますし，高いところに住むことの是非を決めるのは難しいでしょう．しかし，心肺停止になった場合には，残念ながら高層階の方が低層階よりも救命率が低いことが証明されています．

　カナダのトロントで18歳以上の院外心停止について検討しています．5,998人が2階以下，1,844人が3階以上で起きた心肺停止でしたが，低層階の生存率が4.2％であったのに対し，高層階では救急隊が患者さんに接触するまでに1.5分多くの時間を要し，生存率は2.6％と有意に予後が悪かったそうです．さらに，25階以上に住む人のなかには，生存者はいなかったことが報告されています[3]．日本でも大阪市で同様の検討がされています．3階以上に住んでいた1,885人と，2階以下に住んでいた1,094人の心原性院外心停止の患者さんについて神経学的予後

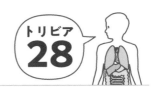

を調べたところ，3 階以上に住んでいた人の予後の方が有意に悪いことがわかりました[4]．日本は世界でも稀な AED 先進国であり，この研究での AED の使用は，高層階で 11.4 ％，低層階で 7.3 ％とむしろ高層階の方がよい結果でした．それにもかかわらず高層階の方が予後が悪い理由については，救急隊の現場到着がエレベーターを待つ時間などのために約 2 分遅れることがあげられるでしょう．同時に，高層階の方が搬出してからの胸骨圧迫の質が悪いことも深く関係していると推測されます．日本はエレベーターが狭く，搬送用のストレッチャーが乗らない場合があり，救命士さんは胸骨圧迫に苦労するようです．

ちなみに私の息子は関東の大学に通っていますが，いつも首都圏の高層マンションをみあげては「いつかはこの最上階に住みたい」と思っているそうです．

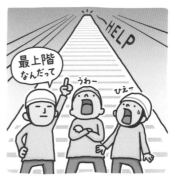

参考文献

1 ）Verhaeghe PP, et al：Is Living in a High-Rise Building Bad for Your Self-Rated Health? J Urban Health, 93：884-898, 2016
2 ）Kearns A, et al：'Living the high life'? Residential, social and psychosocial outcomes for high-rise occupants in a deprived context. Hous Stud, 27：97-126, 2012
3 ）Drennan IR, et al：Out-of-hospital cardiac arrest in high-rise buildings: delays to patient care and effect on survival. CMAJ, 188：413-419, 2016
4 ）Kobayashi D, et al：High-rise buildings and neurologically favorable outcome after out-of-hospital cardiac arrest. Int J Cardiol, 224：178-182, 2016

新型コロナウイルス感染症で嗅覚・味覚障害はなぜ起こる？

　新型コロナウイルス感染症（以下，COVID-19）の患者さんが，嗅覚障害・味覚障害を訴えることが注目されています．もちろん，これらの症状は亜鉛などの欠乏や薬剤性にもみられますが，ここでは新型コロナウイルスがどのようにこれらの症状を引き起こすか，に注目したいと思います．

　ヨーロッパの耳鼻科医たちの報告では，中等症以下のCOVID-19患者さん417名のうち，86.7％に嗅覚障害，88.8％に味覚障害がみられたそうです．患者さんのうち11％の人の初発症状が嗅覚障害であり，COVID-19の治療後73％が8日以内に，97％が14日以内にこれらの症状が改善しています[1]．このほかにも，韓国やイタリア，アメリカ合衆国からも同様の報告があり，COVID-19に高率で嗅覚・味覚障害が現れるのは確かな事実のようです[2]．

　嗅覚・味覚障害のメカニズムですが，最も有力な説はウイルスによる直接的な神経細胞の障害といわれています[3]．コロナウイルスは一般的に鼻の中の嗅上皮から神経軸索を伝って脳内に入り，神経性の嗅覚・味覚障害を起こすことが知られています．しかし，神経細胞の障害が原因にしては，COVID-19でみられる嗅覚・味覚障害は回復が少し早すぎる気がします．その理由に，視覚や聴覚・平衡覚などの感覚上皮の神経細胞数は年齢とともに減少していきますが，嗅上皮と味蕾は生涯ターンオーバーをくり返し，数週間ごとに新しい感覚上皮に更新されることがあげられます．目や耳は悪くなる一方なのに，味覚や嗅覚が年齢とともに研ぎ澄まされていくのはこのためです．

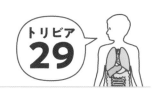

トリビア
29

　今回のCOVID-19でみられる嗅覚・味覚障害は，神経細胞のターンオーバーによって回復するにしては回復が早いため，ウイルスによる直接的な神経細胞のダメージによって起こると考えるよりも，神経周囲の細胞の炎症によって間接的に嗅覚・味覚の低下が起こると考えた方が臨床経過とも一致するため自然だ，という説もあります．

　この，にわかに注目された嗅覚・味覚障害ですが，耳鼻咽喉科の先生にとってはあまり珍しいものではなく，ウイルス性の急性上気道炎後に遷延する嗅覚・味覚障害は，よく経験する臨床症状だそうです．未知の感染症で，皆さんの生活も研修もスムーズではないかと思いますが，この経験は必ず将来，医師として役に立つことは間違いありません．力を合わせて乗り切りましょう．

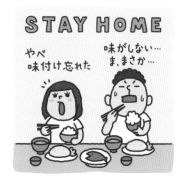

参考文献

1）Lechien JR, et al：Olfactory and gustatory dysfunctions as a clinical presentation of mild-to-moderate forms of the coronavirus disease (COVID-19): a multicenter European study. Eur Arch Otorhinolaryngol, 277：2251-2261, 2020

2）Gautier JF & Ravussin Y：A New Symptom of COVID-19: Loss of Taste and Smell. Obesity, 28：848, 2020

3）Li YC, et al：The neuroinvasive potential of SARS-CoV2 may play a role in the respiratory failure of COVID-19 patients. J Med Virol, 92：552-555, 2020

テレビゲームで鏡視下手術が
上達するのか？

　今や，多くの外科手術は鏡視下で行われます．傷が小さく疼痛が少なく術後回復も早いことから今では当然の術式ですが，私が研修医の頃はまだ今ほど鏡視下手術が一般的ではなく，腹腔鏡下胆のう摘出術がようやく普通に行われだした頃でした．私は腹腔鏡下手術でカメラを持っている最中に眠くなって，先輩に叱られたことがあります．

　鏡視下手術では，直接臓器を触るわけではなく，鉗子を操作して掴んだり結紮したりします．この操作は慣れないと難しく，最初は鉗子を目標の位置に持っていくのさえ一苦労で，自分の手のように操作できるようになるには相当の鍛錬が必要です．かつては，実際の手術中に現場で直接手ほどきを受けたものですが，情報公開やルールが厳しくなった今，On the job での訓練には限界があり，患者さんの体を模倣したシミュレーターでの練習が不可欠となりました．そして最近はゲームで遊びながら外科手術のトレーニングができる世の中になってきています．

　イタリアの42人の外科レジデントを21人ずつのグループに分け，テレビゲームを用いた鏡視下手術の技術上達について検討しています．彼らは腹腔鏡下手術の経験がほとんど無いか皆無で，テレビゲームもほとんどやらない人たちでしたが，1つのグループがゲーム機のWiiで，テニス，卓球，高所でのバトル，の3つのゲームを両手で1日1時間，週5日，4週間継続しました．その後，シミュレーターを使った評価で，Wiiを使った群が有意に技術の上達がみられたそうです[1]．

　同様に，ノースカロライナ大学病院の産婦人科で，腹腔鏡下手術の経験の有無によらず，42人の医師や医学生をランダムに集めて，WiiかPlayStation 2のどちらかを30分やってもらった後にどちらがより鏡視下手術の手技が上手になるかも検討されています．結果は，どち

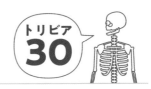

らも技術の向上がみられましたが，WiiとPlayStation 2には差がありませんでした[2].

　これでわかるように，ゲームでの空間認識や画面を見ながら手元のコントローラーを操作する作業は，鏡視下手術に役立つことが証明され，「Underground」という腹腔鏡下手術の技術向上を目的とした外科医のためのゲームソフトがWii Uで開発されました．腹腔鏡下手術の経験がない学生20人を対象に，専用のコントローラーを使ってUndergroundを週5時間，4週間続けてもらうと，ゲーム群は対照群に比べ5つの評価指標で有意に技術が向上していたそうです[3].

　これからは研修医や学生が仕事中にゲームで遊んでいても，「外科手技の練習をしていたんです」と言い訳をされることになるのかもしれませんね．

※Wii，Wii U：任天堂から発売された家庭
　用ゲーム機
　PlayStation 2：ソニーから発売された家庭
　用ゲーム機

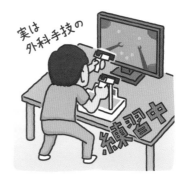

実は外科手技の練習中

参考文献

1）Giannotti D, et al：Play to become a surgeon：impact of Nintendo Wii training on laparoscopic skills. PLoS One, 8：e57372, 2013
2）Ju R, et al：Comparison of Nintendo Wii and PlayStation2 for enhancing laparoscopic skills. JSLS, 16：612-618, 2012
3）Harrington CM, et al：Playing to your skills: a randomised controlled trial evaluating a dedicated video game for minimally invasive surgery. Surg Endosc, 32：3813-3821, 2018

アルコール中毒患者に輸液はすべきか？

　以前に勤務していた病院の近くで，真夏にレゲエの野外ライブがありました．そのライブではお酒を飲みまくるので毎年数十人の急性アルコール中毒患者さんが病院に殺到し，さすがに問題視されて数年で中止になってしまいました．

　急性アルコール中毒の患者さんは，救急外来ではなんとなくルーチンに輸液をする場合が多いのではないでしょうか？　実際，イギリスの救急医のアンケート調査では，73％が急性アルコール中毒に輸液をすると答えています．しかし，アルコールは肝代謝が主であり，実際は輸液をしても血中アルコール濃度が急激に下がることはなく，代謝には影響しないことが報告されています．これらの研究結果を根拠に急性アルコール中毒への点滴不要論が出ているようにも思いますが，患者さんの個人差が考慮されておらず，全員のアルコール血中濃度を測定しているわけでもないので議論の余地があります．

　オーストラリアの病院で，急性アルコール中毒患者に 20 mL/kg の生理食塩水をボーラスで輸液した群と輸液をしない群とで比較しています．輸液群では287分，輸液なしの群では274分と病院滞在時間に差はなく，観察中のバイタルサインや血中アルコール濃度の変化，判断能力低下や呂律困難などのアルコール中毒による症状も両群で差はありませんでした[1]．当たり前ですが，医療コストは輸液群の方が高くついています．日本でも救急外来にきた急性アルコール中毒患者で輸液群（42人）と輸液なしの群（64人）の滞在時間を比べています．両群

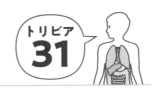

で統計学的には有意差はありませんでしたが，輸液をしなかった患者の滞在時間は189分，輸液ありの患者は254.5分でした[2]．

　これらの研究の結論は，急性アルコール中毒の患者さんは，事故抜針することもあるし，輸液自体に血中アルコール濃度を下げる作用はないので，低血糖や電解質異常などの重篤な合併症がない限りは輸液などせずに帰っていただいた方がよい，ということになります．しかし，救命センターに運ばれてくるようなアルコール中毒の患者さんは重度の脱水を伴っていることが多く，私自身は細胞外液の輸液をすることが多いです．

　ちなみに，お酒を飲んでおしっこに何度も行きたくなるのは，アルコールが視床下部に働いて，抗利尿ホルモンが出なくなるからといわれていて，薄い尿が何度も出るのは軽い尿崩症になっているのです[3]．

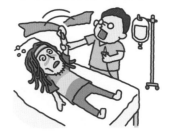

タオル振り回すのやめてー

参考文献

1）Perez SR, et al：Intravenous 0.9% sodium chloride therapy does not reduce length of stay of alcohol-intoxicated patients in the emergency department: A randomised controlled trial. Emerg Med Australas, 25：527-534, 2013
2）Homma Y, et al：IV crystalloid fluid for acute alcoholic intoxication prolongs ED length of stay. Am J Emerg Med, 36：673-676, 2018
3）Taivainen H, et al：Role of plasma vasopressin in changes of water balance accompanying acute alcohol intoxication. Alcohol Clin Exp Res, 19：759-762, 1995

輪ゴムと消しゴムとCTの話

　昔はなぜかおばあちゃんは手首に輪ゴムを巻いていました．最近では，若者たちもファッション目的で手首にミサンガを巻いたり，カラフルな輪ゴムを付けたりすることがあります．しかし，その輪ゴムがあまりになじんでしまって，巻いているのを忘れて皮膚の中に埋もれていき，何年も後になって手首の難治性の傷や瘻孔，手先の浮腫や筋力低下，神経麻痺，結合組織の炎症による骨浸食などが起きてようやく気づくことがあります．これは「Rubber Band Syndrome」として知られている病態で[1~3]，犬や猫などのペットによくみられます．動物は毛で覆われているためわかりにくいことは想像できますが，人間が手首や指，足に巻いたゴムを忘れてしまうとはにわかには信じがたいことです．

　もう1つのゴムの話として，消しゴムを鼻の穴に突っ込んだお子さんの報告があります．子どもは何でも穴に入れたがりますが，しばらく気づかれず，様子がおかしいため受診してCT検査を受けたところ，鼻の中に高輝度に写るものがあり，この子は最初は鼻石があると診断されました．結果，消しゴムであることがわかり，これは「消しゴム腫瘍（eraseroma）」と呼ばれているそうです[4]．

　このように，ゴムはCTで石灰化や金属のようにハレーションをひくことなく，きれいに高輝度に写ることはあまり知られていません．輪ゴムなら高輝度の輪になります．例えば難治性の感染巣があれば異物

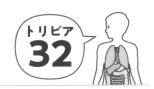

を疑うことは大切ですが，その際にゴムはCTで均一で高輝度に写ることを知っておけば役に立ちます．また，われわれは，この性質を利用して，患者さんが痛いという場所に消しゴムを貼り付けてCTを撮ることがあります．そうすると，患者さんが痛みを感じている場所をCTで容易に確認することができて，病変の指摘がしやすくなるのです[5]．

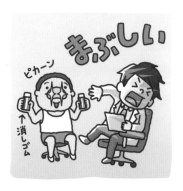

参考文献

1）Kumar P, et al：A constriction ring of the thigh secondary to a rubber band. Plast Reconstr Surg, 95：209-210, 1995
2）Kumar M, et al：Rubber Band (Dhaga) Syndrome of the Wrist. Indian J Pediatr, 85：1136-1137, 2018
3）Aggarwal AN, et al：Rubber band syndrome--high accuracy of clinical diagnosis. J Pediatr Orthop, 30：e1-e4, 2010
4）Muñoz A, et al："Eraseroma" as a cause of rhinolith: CT and MRI in a child. Neuroradiology, 39：824-826, 1997
5）Murakami Y, et al：A Polyvinyl Chloride Eraser as a Surface Marker for Computed Tomography in Emergency Imaging: a Letter to Editor. Arch Acad Emerg Med, 7：e54, 2019

逮捕関連死 ～もう1つの ARDs

　警察官にとり押さえられた人が急死するといったニュースをときど
き聞くことがあります．これらは今にはじまったことではなく，古く
から逮捕関連死（arrest-related deaths：ARDs）として知られています．

　カリフォルニア州で，警察官によって拘束された後，現場あるいは
搬送中に死亡した症例が1988〜1997年の間に61件報告されています．
これらの症例のほとんどがコカインを使用していて，拘束されて1時間
以内に死亡しています[1]．同様に，2004〜2005年の1年間に，全米で
162件の逮捕関連死と思われる急死例がありました．平均年齢は35.7
歳で，男性の割合が96.3％と高く，拘束前の違法薬物の使用は62％で
確認され，拘束直前の異常行動は63％にみられています[2]．このよう
に，違法薬物使用者や統合失調症患者が興奮錯乱状態になり，身体を
拘束された際に心肺停止をきたす病態を excited delirium syndrome
（EDS：興奮型せん妄症候群）と呼び，急死の原因として認識されるよ
うになりました．通常は，警棒などの武器を使った制圧による外傷や，
数人で押さえつけることによる圧死などが疑われますが，死後の解剖
でもこれらの所見がなく，死因が法医学的に明らかでない場合をEDS
と称するようです．

　では，死因は何かというと，まだすべてが明らかになったわけでは
ありませんが，興奮や過度の精神的ストレスが急激なドパミンの過剰
状態をつくり出し，大脳にある島皮質や帯状回が刺激され，さらに心
臓へ投射する自律神経を刺激して致死的不整脈をきたすのではないか，

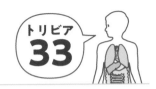
といわれています[3]. 違法薬物を使用していない場合にもEDSはみられますが, コカインやメタンフェタミンなどの違法薬物はドパミントランスポーターに作用してシナプス前終末でのドパミンの再取り込みを抑制するので, さらにドパミン過剰状態になりやすくなります. よく警察官の制圧行為や対応に問題があったかのような報道がなされたり, 警察官が遺族から賠償を請求されたりすることもあったそうですが, 必ずしも警察官が悪いわけではないようです.

これは, 私たち医師にとっても決して他人事ではないのです. 救急外来で大暴れする患者さんをルート確保のために押さえつけたら急死してしまった, なんてことがあるかもしれません. ただ, 泥酔して暴れる患者さんにはEDSは起きないといわれていて, アルコールとの関連は薄いようです.

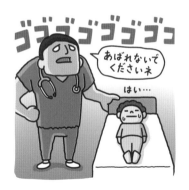

参考文献

1) Ross DL：Factors associated with excited delirium deaths in police custody. Mod Pathol, 11：1127-1137, 1998
2) Ho JD, et al：Unexpected arrest-related deaths in america: 12 months of open source surveillance. West J Emerg Med, 10：68-73, 2009
3) Mash DC：Excited Delirium and Sudden Death: A Syndromal Disorder at the Extreme End of the Neuropsychiatric Continuum. Front Physiol, 7：435, 2016

呪いに効果はあるのか？

　ヴードゥー教は，ハイチや西アフリカなどで広まっているいわゆる民間信仰で，信者は世界に5千万人以上いるといわれています．動物の生贄を使い，独特な踊りを交えた儀式は有名です．映画などで出てくる「ゾンビ」のルーツもヴードゥー教にあるとされており，なんとなく怖い印象があります．そんなヴードゥー教で呪術のときに使われる，ヴードゥー人形という人形があります．呪いは世界中でひそかに行われていて，オーストラリアのアボリジニの間では，骨で呪具をつくって呪う人を指し示すBone Pointingという方法がありますし，日本では呪いの言葉を言いながら藁人形に五寸釘を刺す丑の刻参りが知られています．果たして人を呪うことで，危害を加えることはできるのでしょうか？

　1957年にCannonらは，はじめてヴードゥー教の呪いによる死亡症例を報告しています[1]．古い論文なので現在とは少し理解が異なりますが，その後の検討では，呪われているという強い恐怖や不安からカテコラミンが過剰に分泌され，たこつぼ症候群や致死性不整脈が起きることが関係しているとされています[2, 3]．このメカニズムはくも膜下出血によって急死するメカニズムと似ています．くも膜下出血では，経験したことがない人生最大の激痛や不安のためにカテコラミンが分泌され，神経原生肺水腫やたこつぼ症候群など急性心不全が起きることが関係していると報告されています[4]．

　つまり，これは不安や痛みが強いと死に至る可能性があることを示唆しています．患者さんが救急外来に運び込まれたら，すみやかに痛みや不安をとってあげるのはすごく大切なことなのだ，ということがわかりますね．

　私は研修医だったころに，叱られすぎて意識が遠のき，死ぬかもしれないと感じたことがあります．強い恐怖や不安のためにカテコラミンが分泌されていたのでしょう．一方で，あまりに叱られ過ぎると免疫寛容のように不応需になり，今の私のようにあまり感じなくなってしまいます．ちなみに，ヴードゥー人形はいろんな種類があり，お土産物屋さんで買えるそうですよ．

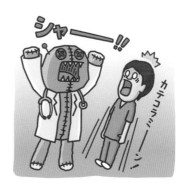

参考文献

1）CANNON WB：Voodoo death. Psychosom Med, 19：182-190, 1957
2）Jeremy R：Neurogenic heart disease: from Voodoo to Tako-tsubo. Heart Lung Circ, 19：61-62, 2010
3）Samuels MA：'Voodoo' death revisited: the modern lessons of neurocardiology. Cleve Clin J Med, 74 Suppl 1：S8-16, 2007
4）Kim AS, et al：Sudden neurologic death masquerading as out-of-hospital sudden cardiac death. Neurology, 87：1669-1673, 2016

サウナは健康によいのか？

スーパー銭湯などのサウナで中高年の男性が汗を流し，その後に水風呂にバッシャーンと飛び込むのをみると，いかにも身体に悪そうで救急患者が増えるのではないかと気が気ではありません．なので，私は個人的にはサウナはあまり好きではないのですが，サウナの愛好家は多くいます．果たしてサウナは健康によいのでしょうか？

サウナはもともとフィンランド語だそうで，サウナのことを調べた論文はフィンランドを中心に数多くあります．実はサウナでの心血管イベントはあまり多くはなく，フィンランドで起きた1,631人の急性冠症候群や心原性心肺停止のうち，サウナで起きたのはわずか1.8％でした[1]．そのほとんどが心臓疾患の既往，アルコールの摂取と深い関係があり，生理学的にはサウナはジョギングと同程度の負荷がかかると考えられています．それどころか，2,315人のフィンランド人を20年追跡調査したところ，日常的にサウナに入っている人は心血管イベントや突然死の頻度が有意に低かったと報告されています[2]．このほかにもサウナは関節痛や皮膚病に有効であるという報告や，降圧作用や慢性心不全への効果を示した報告もあります．

そのメカニズムの1つとして，サウナの高温にさらされることにより，熱ショックタンパク質（HSP）という物質が体内で作られるためであろうといわれています．HSPは1974年にTissièresらによって発見され，多くのHSPは私たちの身体に恩恵をもたらすことがわかっています．最近の研究で，いわゆるサウナに60分入ることを8週間続けた

健常人と何もしていない健常人の血清を採って細胞と一緒に培養すると，サウナ群の細胞では大きなストレスを反映する炎症性のシグナルやサイトカインの増加が著明に抑えられることがわかりました．この細胞には，HSPの1つであるHSP32（別名ヘムオキシゲナーゼ）という抗酸化作用，抗炎症作用をもつ酵素が発現しており，これがメカニズムの1つと考えられます[3]．このほかにもHSP70は，紫外線による皮膚のメラニン産生を抑制することが知られています．サウナは美容にもよいといえるのかもしれません．

とはいえ，私はサウナで頑張りすぎて，いわゆる重症の熱中症で急性腎不全にまでなった患者さんを診たことがあります．何事もたしなむ程度がよろしいようです．

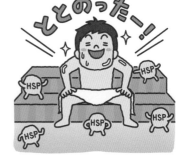

参考文献

1）Hannuksela ML & Ellahham S：Benefits and risks of sauna bathing. Am J Med, 110：118-126, 2001
2）Laukkanen JA & Kunutsor SK：Is sauna bathing protective of sudden cardiac death? A review of the evidence. Prog Cardiovasc Dis, 62：288-293, 2019
3）Brunt VE, et al：Passive heat therapy protects against endothelial cell hypoxia-reoxygenation via effects of elevations in temperature and circulating factors. J Physiol, 596：4831-4845, 2018

口の中が燃えるように痛い

　ある休日の輪番日，「口の中が燃えるように痛い」という60歳代の女性が受診されました．舌や口の中を診察しましたが，発赤やアフタのような口内炎はなく，白苔の付着もありませんでした．微量元素欠乏やSjögren症候群，ヘルペスなども考えて，「明日内科で相談してみてください」と紹介状を書き鎮痛薬を処方して帰宅いただきましたが，翌月に同じ患者さんが，「いろいろと調べたけれど原因がわからず全然治らない」といって救急外来に来られました．これは救急で診ることかな？ と思ったのですが，せっかくなのでこの患者さんのことを仲良しの歯科口腔外科の先生に聞いてみますと「口腔内灼熱症候群（burning mouth syndrome）と呼ばれる疾患だと考えられ，薬の副作用で起こる場合がある」とのことでした[1]．そこで早速，服用されていたACE阻害薬を中止し，β遮断薬に変更してみたところ数週間で症状は軽快しました．

　口腔内灼熱症候群は，歯科の先生には馴染み深い疾患だそうですが，われわれ医科ではあまり診ることはありません．中高年の女性に多く，舌に明らかな病変がないけれど，舌を中心に口腔内にヒリヒリした感じや灼熱感などの不快な痛みを訴える疾患で，その病態はまだ完全に理解されているわけではなく，局所的，全身的，精神的要因の相互作用が関与しているといわれています[2]．治療についてはさまざまな方法が提唱されていて，現在，最も有望な治療法は抗うつ薬を中心とした

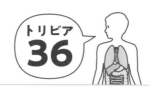

薬物療法だそうです．一方で抗うつ薬の副作用で口腔内灼熱症候群が現れることがあり，奥が深そうです[3]．

　この患者さんは，口腔内の痛みという不快感のほかに，食欲低下や不眠などの訴えもあり，よくある不定愁訴で対応に苦慮しましたが，ちょっと面目がたちました．多彩な訴えをもって救急外来を受診される患者さんを診るためには，知識の引き出しを多くもっておくことが必要であると改めて認識しました．

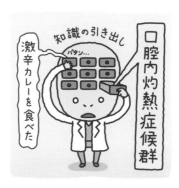

参考文献

1）Brown RS, et al："Scalded mouth syndrome" caused by angiotensin converting enzyme inhibitors: two case reports. Oral Surg Oral Med Oral Pathol Oral Radiol Endod, 83：665-667, 1997
2）Teruel A & Patel S：Burning mouth syndrome: a review of etiology, diagnosis, and management. Gen Dent, 67：24-29, 2019
3）Raghavan SA, et al：Antidepressant-induced Burning Mouth Syndrome: A Unique Case. Korean J Pain, 27：294-296, 2014

profile

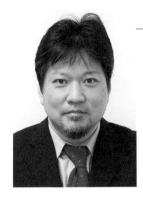

中尾篤典 (Atsunori Nakao)

岡山大学大学院医歯薬学総合研究科
救命救急・災害医学講座 教授

昭和42年京都府福知山市生まれ．平成4年岡山大学医学部を
卒業し，臓器移植に憧れ消化器腫瘍移植外科に入局しました．
平成12年から米国ピッツバーグ大学移植外科へ留学，自ら
NIHグラントを取得し虚血再灌流障害の研究室を運営していま
したが，東日本大震災の災害援助に派遣されたことをきっかけ
に帰国，兵庫医科大学救急災害医学講座をへて平成28年4月
より現職．地域を診られる救急医を育てるために奮闘中です．
軽症を1万人診ても重症は診られるようになりません．キャリ
アの早い時期に重症をきっちり診てしっかりリサーチマインド
を育むことを提唱しています．

本書はレジデントノート誌の連載「こんなにも面白い医学の世界　からだのトリビア教えます」
(2018年2月号〜2021年1月号) を収載したものです．

こんなにも面白い医学の世界
からだのトリビア教えます　Part 2

2021 年 3 月 1 日　第1刷発行

著　者　中尾篤典
発行人　一戸裕子
発行所　株式会社 羊 土 社
　　　　〒 101-0052
　　　　東京都千代田区神田小川町 2-5-1
　　　　TEL　　03 (5282) 1211
　　　　FAX　　03 (5282) 1212
　　　　E-mail　eigyo@yodosha.co.jp
　　　　URL　　www.yodosha.co.jp/
印刷所　日経印刷株式会社

© YODOSHA CO., LTD. 2021
　Printed in Japan

ISBN978-4-7581-1899-6

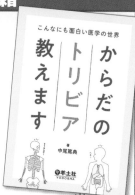
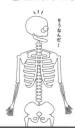
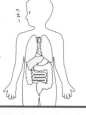
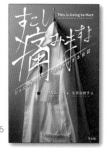
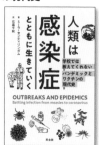

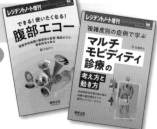
1

こんなにも面白い医学の世界

からだのトリビア教えます

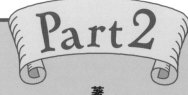

Part2

著

中尾篤典

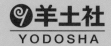

羊土社
YODOSHA